虚证论

杨圆圆◎主编

吉林科学技术出版社

图书在版编目（CIP）数据

虚证论 / 杨圆圆主编. -- 长春 : 吉林科学技术出版社, 2025. 4. -- ISBN 978-7-5744-2260-5

Ⅰ. R241.3

中国国家版本馆CIP数据核字第2025BM0679号

虚证论

XUZHENGLUN

主　　编　杨圆圆
出 版 人　宛　霞
策划编辑　李思言　丑人荣
全案策划　吕玉萍
责任编辑　张　楠
特约编辑　余襄子
封面设计　李东杰
内文制作　郭红玲
幅面尺寸　160 mm × 230 mm
字　　数　100千字
印　　张　10
印　　数　1 ~ 20 000册
版　　次　2025年4月第1版
印　　次　2025年4月第1次印刷
出　　版　吉林科学技术出版社
发　　行　吉林科学技术出版社
地　　址　长春市福祉大路5788号龙腾国际大厦A座
邮　　编　130118
发行部电话/传真　0431-81629398　81629530　81629531
　　　　　　　　81629532　81629533　81629534
储运部电话　0431-86059116
编辑部电话　0431-81629517
印　　刷　德富泰（唐山）印务有限公司
书　　号　ISBN 978-7-5744-2260-5
定　　价　59.00元

前　言

在浩瀚的中华文明历史长河中，中医学作为一门古老的医学体系，承载着中华民族的健康智慧，孕育了丰富的医学理论，积累了许多实践经验。它不仅是一种治疗手段，更是一种文化传承，深深植根于中国人的日常生活之中。随着现代社会的发展，人们越来越重视自然疗法和预防保健，中医学的独特魅力和实用价值再次被广泛认可和推崇。

中医学，以其独特的理论体系和诊疗方法，强调人与自然的和谐统一、阴阳平衡、五行相生相克、脏腑经络的相互联系，以及气血的调和。在这一体系中，虚证作为中医理论的重要组成部分，涵盖了气虚、血虚、阴虚、阳虚等多种病理状态。这些虚证不仅关系到个体的健康状态，还影响着疾病的发生、发展和转归。

《虚证论》旨在深入探讨中医虚证的各个方面，从理论到实践，从食补到药补，从预防到治疗，全面系统地介绍虚证的相关知识。本书首先从虚证的分类入手，详细阐述了阴虚与阳虚的概念、成因、表现和治疗方法。其次，对阳虚、阴虚、气虚、血虚等不同类型的虚证进行了详细的讨论，提供了丰富的食补和药补建议，以及常用的中成药和实用药膳方。

本书在讨论虚证的同时，强调了预防的重要性。通过合理的饮食、适度的运动、良好的情绪管理和规律的作息，可以有效预防虚证的形成和发展。

在中医学的实践中，食补和药补是两种重要的调补手段。食补通过日常饮食中的食物性味调和，达到补益身体、预防疾病的目的；药补则通过中药材的性味归经，调和气血，补充人体所需的精微物质。本书中介绍的食补和药补方法，均基于中医理论的指导，结合现代营养学的知识，旨在帮助读者根据自身的体质和健康状况，选择最合适的调补方案。

在现代医学快速发展的今天，中医学作为一种传统医学体系，其独特的治疗方法和养生理念仍然具有重要的现实意义。《虚证论》全书不仅为中医学的研究者和实践者提供了宝贵的参考资料，也为读者提供了实用的健康指导。希望通过本书的介绍，能够让更多的人了解和认识中医虚证的知识，掌握正确的养生保健方法，从而拥有更加健康、和谐的生活。

在探索中医虚证的奥秘的同时，我们也希望能够激发读者对中医文化的兴趣和热爱，共同传承和发扬这一博大精深的医学体系。让我们携手前行，在现代社会中实践中医的智慧，享受健康和谐的生活。

目录

第一部分 总 论

第一章 虚证的分类

第二章 什么是虚损

第三章 中医虚证的哲学基础

第二部分
各　论

第一部分

总 论

第一章　虚证的分类

在《肘后备急方》中有记载，虚证有气虚、血虚、阳虚、阴虚之分。其中阴虚和阳虚是虚证的最根本的两大分型，阴和阳是人体最主要的构成部分，阳是人体非实质性的事物，如功能状态、气等；阴是人的物质基础，包括精、血等。所谓阳虚指功能不足，阴虚即指精血、津液等不足。

当体内的阴气或者阳气出现不足的情况，就属于阴虚和阳虚，根据虚弱部位的不同，表现出的症状也不相同。每种类型具有其特定的症状和治疗方法，治疗方法需要根据人体的具体情况来定。

阳虚

阳虚是中医学中的一个概念，指的是人体阳气不足或功能失调的状态。在中医理论中，阳气是人体生命活动的基本物质之一，具有温煦、推动、生发、化生等作用。当人体阳气不足时，就会出现一系列的症状和体征，如畏寒肢冷、肢体乏力、面色苍白、精神不振等。

在中医理论中，阳气是维持生命活动的关键因素。它不仅负责提供温暖，保持体温恒定，还推动气血运行，促进营养物质的吸收和废物的排出。此外，阳气还参与体内的生化过程，帮助转化和利用各种物质，维持身体各系统的正常运行。因此，阳气充足对于保持健康至关重要。

阳虚的具体表现

畏寒肢冷：手脚冰凉，即使在温暖的环境中也感到寒冷。

肢体乏力：容易疲劳，四肢无力，运动后恢复慢。

面色苍白：缺乏血色，面部显得苍白无华。

精神不振：情绪低落，对事物缺乏兴趣和动力。

消化不良：食欲减退，容易出现腹泻或便秘等胃肠问题。

水肿：尤其是在身体的下半部分，如脚踝和腿部容易出现水肿。

性功能减退：男性可能出现阳痿早泄，女性可能出现月经不调等症状。

阳虚的原因

先天禀赋不足：遗传因素导致的体质差异，有些人天生阳气较弱。

后天失养：由于饮食不当、营养不良、过度劳累等因素导致脾胃受损，无法生成足够的阳气。

情志不畅：长期的情绪压抑、焦虑、紧张等负面情绪会影响肝脏的功能，进而影响阳气的生成。

饮食不当：过多摄入寒凉食物、生冷食物会损伤脾胃，导致阳气不足。

生活习惯不良：如熬夜、过度性生活等都会消耗体内的阳气。

◑ 针对阳虚的治疗，中医主要采取以下几种方法：

中药调理：通过服用具有温补作用的中药材来增强阳气功能，如附子、肉桂、干姜等。常用的方剂有金匮肾气丸、右归丸等。

针灸疗法：通过刺激特定的穴位来调节经络气血运行，增强阳气的功能。常用的穴位有关元、气海、足三里等。

饮食调理：建议多食用温热性质的食物，如羊肉、牛肉、鸡肉、红枣、桂圆等。避免食用寒凉食物，以免损伤脾胃。

生活习惯改善：保持良好的作息规律，避免熬夜；适当进行体育锻炼以增强体质；注意情绪调节，保持心情愉悦。

◑ 为了预防阳虚的发生，日常生活中需要注意以下几点：

均衡饮食：保证营养全面，避免偏食或过度节食。

适度运动：定期进行适量的运动有助于促进血液循环和增强体质。

情绪管理：学会释放压力，保持积极乐观的心态。

规律作息：养成良好的作息习惯，确保充足的睡眠时间。

避免不良习惯：戒烟限酒，避免长期熬夜。

阴虚

阴虚是中医学中的一个重要概念，指的是机体内阴液不足或阴阳失衡的状态。在这种状态下，身体会出现一系列特定症状。理解阴虚的概念有助于我们更好地调理身体，保持健康。

阴虚的具体表现

口燥咽干：由于体内阴液不足，无法滋润口腔和喉咙。

手足心热：阴液不足，阳气相对过盛，导致四肢尤其是手心和脚心发热。

夜间盗汗：在没有明显原因的情况下，人在夜间出汗，这是因为阴气无法制约阳气，导致汗液外泄。

头晕耳鸣：阴虚导致脑部供血不足，以及内耳的微循环障碍。

失眠健忘：心肾不交，心神不宁，难以入眠，同时记忆力减退。

阴虚的原因

长期过度劳累：高强度的体力或脑力劳动消耗大量阴液，引发阴虚。

饮食不当：过多食用辛辣燥热食物或长期饮食不规律，导致体内阴液不足。

情绪不稳定：长期紧张、焦虑、易怒，损伤体内阴液。

年龄增长：随着年龄增长，人体内的阴液自然减少。

治疗原则：治疗阴虚的方法多种多样，主要包括调整生活方式和饮食习惯。

食补：建议多吃滋阴润燥的食物，如百合、枸杞、黑芝麻、银耳等，避免食用辛辣、燥热的食物。

药补：常用的中药有生地黄、熟地黄、麦冬、玉竹等，具有滋阴润燥的功效。

常用中成药：根据具体症状，中医师可能会开具相应的药方，如六味地黄汤、杞菊地黄丸等，以帮助患者调理身体，改善阴虚症状。

注意事项：

保证充足的睡眠，避免长时间高强度工作。

保持心情愉悦，适当的放松和心理调节有助于恢复阴阳平衡。

进行温和的运动，如太极拳、瑜伽等，有助于调节身心。

中药的使用应在专业中医师的指导下进行，以确保安全和疗效。

气 虚

《黄帝内经》中提到："气血者，人之神也。然身中之气，有宗气、荣气、卫气之分。"这句话说明了气的不同类型及其重要性。《伤寒杂病论》中也有详细的论述，张仲景提到："气虚者，易感风寒湿邪。"指出了气虚与外感病邪的关系。《千金要方》中记载了许多补气益气的药方，用于治疗各种气虚症状。

气虚是中医学中的一个重要概念，指的是人体内的气不足或功能减退的状态。气是中医学中的核心概念之一，被认为是构成和维持生命活动的基本物质。气的充足与正常运行，是维持人体健康的重要条件。

气虚的具体表现

元气虚：影响生长发育和生殖功能，常见于先天禀赋不足或长期消耗过度的病人。

宗气虚：影响心肺功能，常见于慢性呼吸道疾病患者。

营气虚：影响血液循环和营养代谢，多见于营养不良或慢性消耗性疾病患者。

卫气虚：影响机体的防御能力，常见于免疫力低下或易感冒的患者。

气虚的原因

先天不足：禀赋薄弱，父母体质欠佳导致的气虚。

后天失养：与生活习惯密切相关，如长期饮食不规律、营养摄入不足等。

劳逸失调：长时间高强度工作或运动、完全不活动也会导致气虚。

饮食失调：过多摄入寒凉食物、生冷食物会损伤脾胃，导致气虚。

情志不畅：精神压力过大也是导致气虚的重要因素。

治疗原则：中医治疗气虚的原则是补气益气，调整生活方式，增强体力。

食补：建议多食用具有补气作用的食物，如山药、黄豆、红枣、枸杞子等。

药补：常用的中药材包括人参、黄芪、党参、白术等，这些药物可以增强体内气的生成和利用。

常用中成药：如玉屏风颗粒、补中益气丸等，用于治疗各种气虚症状。

注意事项：

保持规律作息和合理饮食，增强体力。

针灸、推拿等方法刺激经络，促进气的运行和分布。

根据患者的具体情况，制定个性化的治疗方案，以达到气血平衡、阴阳调和的目的。

戒烟限酒，避免长时间熬夜等，避免不良生活习惯。

定期进行适量的运动有助于促进血液循环和增强体质。

学会释放压力，保持积极乐观的心态。

血虚

古代中医典籍《千金要方》中记载道：“饮食有节，起居有常，不妄作劳，故能形与神俱，而尽终其天年。”

血虚不仅仅是血液量的不足，更涉及血液的质量和其滋养功能。血虚的形成原因复杂，通常与脾胃功能失调、情志不畅以及饮食不当等因素密切相关。

血虚的具体表现

面色苍白或萎黄：面部缺乏血色，显得苍白无华。

头晕目眩：由于脑部供血不足导致。

心悸失眠：心脏供血不足，心神不宁，难以入眠。

手足发麻：四肢血液供应不足，导致麻木感。

月经量少或闭经：女性由于血液滋养不足，月经量减少或闭经。

皮肤干燥：血虚导致皮肤失去滋养，出现干燥现象。

血虚的原因

脾胃功能失调：脾胃是气血生化的源泉，脾胃功能失调导致消化吸收不良，无法将食物转化为足够的气血。

情志不畅：长期的情绪低落、忧虑、愤怒等，影响肝的疏泄功能，间接影响脾胃的功能。

饮食不当：饮食不规律、营养不均衡或过度节食等都会影响脾胃的正常功能。

治疗原则：中医治疗血虚的原则是补血养血，调理脾胃，舒畅情志。

食补：建议多食用富含铁质和维生素的食物，如红枣、桂圆、菠菜等，有助于补充和生成血液。

药补：常用的中药包括当归、熟地黄等，这些药材具有补血养血的功效。

常用中成药：如柏子养心丸、人参养荣丸等，用于治疗各种血虚症状。

注意事项：

保持规律的作息时间，避免过度劳累和熬夜。

进行适量的运动，如太极拳、散步等，以增强体质，促进气血运行。

饮食上提倡均衡营养，避免偏食或过度节食。

调节情绪，保持心情舒畅，对于改善血虚症状至关重要。

针灸和推拿等外治法也可以促进气血循环，增强脾胃功能，如针灸足三里穴、血海穴等穴位。

气血两虚

在中医理论中，气与血是维持人体生命活动的重要物质。气是生命活动的推动力，血则是营养物质的载体。当气血不足或气血功能失调时，就会导致“气血两虚”，影响人体的健康。本文将探讨气血两虚的病因病机、临床表现、古籍记载及治疗原则。

气是构成人体的基本物质之一，是生命活动的推动力。气的主要功能包括推动、温煦、防御、固摄、气化和营养。具体来说：

推动作用：气能够推动血液运行，促进人体的生长发育和代谢。

温煦作用：气具有温煦全身的功能，使人体保持温暖。

防御作用：气能够抵御外邪入侵，保护人体不受外界有害因素的侵袭。

固摄作用：气能够固摄体内的血液、津液等，防止其无故流失。

气化作用：气能够促进食物的消化吸收和代谢废物的排泄。

营养作用：气能够为脏腑、经络等提供营养，维持其正常功能。

血是中医理论中另一种重要的基本物质，是营养人体的物质基础。血由脾胃消化吸收的水谷精微物质转化而来，其主要功能包括营养和滋润全身、运输营养物质和氧气、维持体内环境的恒定。具体来说：

营养和滋润作用：血能够营养和滋润全身的脏腑、筋骨、皮肤等，使其保持健康状态。

运输作用：血能够运输营养物质和氧气到全身各个部位，满足其生理需要。

维持体内环境恒定：血能够调节体内的阴阳平衡，维持体内环境的恒定。

气血两虚是指气和血两者都不足的状态。气虚则无力推动血液运行，导致血行缓慢，进而引起气虚和血虚的一系列症状。具体表现为：

气虚症状： 乏力、气短、懒言、自汗、舌质淡、脉虚无力等。

血虚症状： 面色苍白或萎黄、唇爪苍白、头晕眼花、心悸、失眠、手足麻木、月经量少等。

气血两虚的发生主要与以下因素有关：

先天禀赋不足： 由于父母体质虚弱或孕育过程中受影响，导致胎儿气血不足。

后天失养： 饮食不节、劳逸失度、情志不舒等因素导致脾胃功能受损，无法正常生成气血。

久病消耗： 长期患病或患有慢性疾病导致的气血损耗。

出血过多： 各种原因引起的急性或慢性失血，如月经过多、产后大出血、外伤出血等。

气血两虚的辨证论治有着深厚的理论基础。《黄帝内经》中多次提到气血的重要性，如《素问·调经论》云："血气不和，百病乃变化而生。"《灵枢·决气》亦云："气血者，人之神，不可不谨养也。"这些论述奠定了气血在中医理论中的重要地位。

明代医家李中梓在其著作《医宗必读》中对气血两虚的临床表现及治疗方法进行了详细论述。他指出："气血两虚之证，多由久病耗伤，或产后失调所致。其症面色苍白或萎黄，少气懒言，心悸失眠，肢体乏力，舌质淡嫩，脉细无力。"并提出了补益气血的治疗原则，主张通过四君子汤加四物汤等方剂进行治疗。

此外，清代医家吴谦在《医宗金鉴》中也对气血两虚的辨证施治有详细记载。他认为气血两虚多见于虚劳病症，强调在治疗时应注意补益气血，同时结合调理脾胃，以促进气血生化。

临床表现

一、气虚表现

乏力： 感觉四肢无力，容易疲劳。

气短： 呼吸短促，气息不足。

懒言： 不愿说话，语言无力。

自汗： 白天稍一活动即出汗。

舌质淡： 舌头颜色较正常人更淡。

脉虚无力： 脉搏微弱，按之无力。

二、血虚表现

面色苍白或萎黄： 面部缺乏血色，显得苍白或萎黄。

唇爪苍白： 口唇和指甲颜色淡白。

头晕眼花： 经常感到头晕目眩。

心悸失眠： 心跳加快，睡眠不佳。

手足麻木： 手脚常有麻木感。

月经量少： 女性患者月经量明显减少。

治疗原则

一、补益气血

气血两虚的治疗原则主要是补益气血。常用的治疗方法包括中药调理、针灸和食疗等。

中药调理： 常用的中药方剂有四君子汤（人参、白术、茯苓、甘草）和四物汤（熟地黄、当归、白芍、川芎）。这些方剂能够有效补益气血，改善气血两虚的症状。

针灸疗法： 针灸选穴如足三里、脾俞、胃俞等，可以调节脾胃功能，促进气血的生成。

食疗调养：平时应多吃一些补气养血的食物，如红枣、龙眼肉等，有助于改善气血不足的状况。

二、综合调理

除了直接补益气血外，还应综合考虑患者的整体状况，进行综合调理。例如：

调理脾胃：脾胃为气血生化之源，脾胃功能不好会严重影响气血的生成。因此，在补气血的同时，应注意调理脾胃，增强其消化吸收能力。

改善生活方式：保持规律的作息时间，避免过劳和精神紧张，适当进行体育锻炼，增强体质，有助于补气养血。

饮食调养：饮食上要注意均衡营养，多食用富含蛋白质、维生素和矿物质的食物，避免偏食和暴饮暴食。

虚　热

在中医理论中，“虚热”是一种特定的病理状态，通常与身体的阴液不足或功能失衡有关。了解虚热不仅有助于调理身体，也有助于预防相关疾病的发生。本文将探讨虚热的中医理论基础、古籍记载以及其临床意义。

中医理论认为，人体健康依赖于阴阳的平衡。阴阳是宇宙间相互依存、相互制约、相互转化的两种基本力量。阴代表静、寒、湿，主内守；阳代表动、热、燥，主外护。虚热本质上是阴虚的表现，当阴液不足时，无法制约阳气，导致阳气偏旺，产生虚热的症状。

五行学说包括木、火、土、金、水五种基本物质。这五种基本物质之间的相生相克关系解释了人体各个器官之间的关系。虚热常与五行中的“火”元素有关，火旺则热象明显，但这种热象并非实火，而是由于阴液不足所致。

在中医理论中，脏腑功能失调也会引起虚热。特别是心脏和肾脏的功能不平衡，心属火，肾属水，心火旺盛会导致肾水不足，从而引起虚热。

《黄帝内经》是中医四大经典之一，其中提到：“阴平阳秘，精神乃治；阴阳离决，精气乃绝。”这句话强调了阴阳平衡的重要性，如果阴阳失衡，就可能导致包括虚热在内的各种病症。《素问·太阴阳明论》中也有记载：“阴虚者，阳必凑之，故少气少血，皆为虚热之象。”明确指出阴虚可导致阳气相对过盛，产生虚热。

张仲景所著的《伤寒论》中对虚热有详细的描述和治疗方法。例如，“太阳病，发热而渴，不恶寒者为温病”。这里的温病即由阴虚引起的一种虚热状态。《伤寒论》还提出了一些治疗虚热的经典方剂，如白虎加人参汤，通过补气养阴来调节体内的阴阳平衡。

孙思邈的《千金要方》中也提到了虚热的诊治。文中提到：“凡虚热者，多因内伤七情，劳倦饮食，致真阴亏损，此为内热。”这段记载指出了虚热的成因和症状表现，并介绍了多种中药调理方法，如使用生地黄、玄参等滋阴药物来治疗虚热。

在临床上，虚热的主要表现为五心烦热、盗汗、口干舌燥、舌红少苔等。这些症状不同于实热，虚热患者通常不会有明显的体温升高，但会感觉手足心热、心烦失眠。此外，脉象多为细数，提示体内阴液不足，阳气相对过盛。

治疗虚热的原则主要包括滋阴清热、补养阴液。常用的中药有生地黄、熟地黄、麦冬、玉竹等，这些药物能够滋养阴液，缓解虚热的症状。同时，针灸疗法也可以辅助治疗虚热，例如通过针刺涌泉穴、三阴交穴等穴位，调节阴阳平衡。

预防虚热的关键在于保持阴阳平衡、合理作息和饮食调养，避免过度劳累和情绪波动，保持良好的生活习惯，可以有效减少虚热的发生。饮食上应注意多吃一些滋阴润燥的食物，如梨、银耳、枸杞等，忌食辛辣刺激性食物。

虚 寒

在中医理论中，虚寒是指机体阳气不足，生理功能减退，表现出一系列寒象特征的病理状态。具体表现为畏寒、四肢不温、脘腹隐痛、得温则舒等。这里需要强调的是，虚寒属于一种“虚证”，即指正气不足造成的机能衰退，与实寒（由寒邪侵袭所致）有本质区别。

虚寒的形成原因多种多样，主要包括以下几个方面：

先天禀赋不足：素体阳虚，容易导致虚寒证。

后天失养：如饮食失调、劳倦内伤、久病不愈等，损伤脾胃，导致阳气不足。

外感寒邪：外界寒邪侵袭人体，若体质阳虚，不能抵御寒邪，从而形成虚寒。

年老体弱：老年人阳气逐渐衰弱，容易形成虚寒证。

《黄帝内经》对虚寒的论述主要见于《素问》和《灵枢》中。如《素问·调经论》提到：“阳虚则外寒，阴虚则内热。”这句话指出了阳气虚弱是导致虚寒的重要原因。又如《素问·生气通天论》云："阳气者，若天与日，失其所，则折寿而不彰。"进一步强调了阳气对于人体健康的重要性。

《伤寒论》主要阐述了外感病的治疗方法。书中对外感病的治疗多涉及温阳散寒的方法，间接为虚寒证的治疗提供了思路。如《伤寒论》第29条云："伤寒脉浮，自汗出，小便数，心烦，微恶寒，脚挛急，反与桂枝汤欲攻其表，此误也。得之便厥，咽中干，烦躁，吐逆者，作甘草干姜汤与之，以复其阳。"这里的"复其阳"即通过温阳的方法来治疗因阳气不足导致的病症。

《金匮要略》也是张仲景所著，主要论述了杂病的诊治方法。书中有多处提及虚寒证的治疗方药。如《金匮要略·腹满寒疝宿食病脉证治》中提到："心胸中大寒痛，呕不能饮食，腹中寒，上冲皮起，出见有头足，上下痛而不可触近者，大建中汤主之。"这里的"大建中汤"即治疗虚寒腹痛的经典方剂。

虚寒的诊断主要依据患者的症状和体征，特别是以下几点：

畏寒，四肢不温；

喜欢温暖环境，喜欢热敷；

面色苍白，精神不振；

舌质淡胖或有齿痕，脉沉迟无力；

得温则舒，遇寒加重。

治疗虚寒的原则主要是温补阳气，驱散寒邪。常用的治疗方法包括中药调理、针灸疗法等。

中药调理：常用的温阳中药有附子、干姜、肉桂、人参等。经典方剂包括四逆汤、理中丸、金匮肾气丸等。

针灸疗法：针灸包括针刺疗法和灸法，针刺疗法可以通过刺激特定的穴位来温补阳气，常用于虚寒证的辅助治疗。常用的穴位有足三里、关元、气海等。艾灸是一种传统的中医外治法，通过燃烧艾绒产生温热刺激，有助于温通经络、散寒止痛。适合虚寒证患者的艾灸穴位主要有神阙、关元、足三里等。

阳虚自汗

阳虚自汗是中医常见的一种病症，通常表现为在无明显诱因的情况下频繁出汗，尤其是腰背部和四肢。这种症状通常由体内阳气不足所致。阳气是维持人体正常生理功能的动力，当阳气虚弱时，身体的温煦功能下降，导致营卫不和，从而出现自汗现象。

中医认为，阳气是推动生命活动的动力，具有温煦、推动、防御和固摄的作用。阳气充足时，人体的生理功能正常运转；反之，当阳气不足时，身体就会表现出一系列虚寒症状，如畏寒、手脚冰冷、乏力等。此外，阳气还负责调节人体的津液代谢，当阳气不足时，津液无法正常输布和固摄，从而导致自汗。

阳虚自汗的临床表现

自汗：白昼无明显诱因而汗出，动辄尤甚，常湿透衣衫。

畏寒肢冷：患者常常感觉四肢冰凉，尤其以腰背部为甚。

乏力气短：由于阳气不足，患者的体力和精力都会受到显著影响。

舌淡苔白：阳气不足的患者通常舌头颜色较淡，舌苔为白色且润。

脉象沉迟：中医把脉时，会发现患者的脉象较为沉缓且迟滞。

其他伴随症状

面色苍白：阳气不足导致气血运行不畅，面部供血不足。

精神萎靡：阳气不足使得整个身体状态显得萎靡不振。

水肿：部分患者由于水湿停滞，会出现肢体浮肿的现象。

《黄帝内经》中提到："阳者，卫外而为固也。"这说明阳气有保卫身体，防止外界邪气入侵的作用。《伤寒论》中也有记载："太阳中风，阳浮者，热自发；阴弱者，汗自出。此为荣气和，荣气和者，外不谐，以卫气不共荣气和谐故尔。"这段话指出了阴阳失衡是自汗的重要原因，并强调了调和荣卫的重要性。

治疗原则

补阳固表：通过温补阳气，增强体内的温煦和固摄能力，从而减少汗液的排出。

调和营卫：通过调整营气与卫气的平衡，使身体恢复正常的汗液分泌功能。

常用方剂

玉屏风散：主要成分包括黄芪、白术、防风，主要用于表虚自汗。

桂枝汤：桂枝、芍药、炙甘草、生姜、大枣组成，适用于因卫气不固导致的自汗。

金匮肾气丸：包括干地黄、山药、山茱萸、泽泻、茯苓、牡丹皮、桂枝、附子，主要用于肾阳虚引起的自汗。

饮食调理

温补食物：如羊肉、牛肉、鸡肉、红枣、桂圆等，这些食物有助于温补阳气。

避免寒凉：尽量减少生冷食物的摄入，以免进一步损伤阳气。

阴虚盗汗

在中医理论中，阴虚盗汗是一种常见的病症，其主要表现为夜间睡眠时出汗，醒来汗止，且常伴有其他阴虚症状，如五心烦热、口干舌燥等。

中医理论认为，汗液是人体津液的一种，由阳气蒸腾阴液所致。正常情况下，汗液的分泌和排泄是人体阴阳平衡的重要体现。然而，当人体阴虚时，阴液不足，阳气相对亢盛，导致夜间睡眠时出汗，即所谓的“盗汗”。

阴虚盗汗的主要原因在于肾阴亏损。肾为先天之本，藏精主水，肾阴是人体阴液的根本。肾阴亏损，不能制约阳气，导致阳气亢盛，迫津外出，从而形成盗汗。此外，长期疲劳、精神紧张、房事过度等也可导致肾阴亏损，进而引发盗汗。

在古籍中，有不少关于阴虚盗汗的记载。《黄帝内经》中提到：“肾主水，受五脏六腑之精而藏之。”这意味着肾阴是人体阴液的根本，肾阴亏损则会导致一系列阴虚症状，包括盗汗。《丹溪心法》中也提到：“盗汗为阴虚所致。”这进一步印证了阴虚盗汗的理论。

除了肾阴亏损外，其他脏腑的阴虚也可能导致盗汗。例如，《景岳全书》中指出："肺主气，肺虚则气短，气短则汗出。"这意味着肺阴亏损也可能导致盗汗。此外，心阴亏损、肝阴亏损等也可能引起盗汗。

治疗阴虚盗汗的方法主要是滋阴补肾，同时根据具体病因进行辨证施治。常用的中药有六味地黄丸、知柏地黄丸等，这些药物能够滋阴补肾，改善阴虚症状。同时，针灸、推拿等中医疗法也可以辅助治疗阴虚盗汗。

在预防方面，中医强调生活方式的调整。保持规律的作息时间，避免过度劳累和精神紧张，有助于维护阴阳平衡。此外，合理饮食也很重要，应多食用滋阴补肾的食物，如黑芝麻、枸杞子、山药等。

厥逆

在中医理论中，"厥"通常指的是四肢末端的寒冷，甚至涉及全身的阳气衰竭。"逆"则表示气血运行不畅，或者逆行的意思。厥逆，简单来说，就是由于某些原因导致气血运行失常，使得四肢末端得不到足够的阳气温暖，从而出现寒冷的症状。

中医认为，人体是一个相对平衡的阴阳系统。当阴气过盛或阳气不足时，都可能导致厥逆。比如，阴寒内盛，逼阳于外，就会出现四肢厥冷的症状。

气血是中医理论的核心概念，气的推动和温煦作用能使血液正常运行。当气虚或气机逆乱时，血液不能正常循环，就可能导致厥逆。例如，中气不足导致的气虚下陷，或肝气郁结导致的气滞血瘀。

脏腑功能的失调也是厥逆的重要原因之一。比如，心阳虚衰、脾阳不足、肾阳虚损等，都可能导致阳气无法正常布散，从而引发厥逆。

《黄帝内经》中多处提到厥逆。例如，《素问·厥论》中详细论述了厥逆的分类和病因："阳气衰于下则为寒厥，阴气衰于下则为热厥。"

张仲景在《伤寒杂病论》中也对厥逆有详细的描述和治疗方剂。他将厥逆分为寒厥和热厥，并针对不同的类型提出了相应的治疗方法，如使用四逆汤来治疗寒厥。

隋代巢元方的《诸病源候论》对厥逆的病理机制进行了更深入的探讨，指出厥逆不仅是气血运行不畅，也是脏腑功能失调的综合表现。

在临床上，通过对厥逆的辨析，可以更好地指导治疗。例如，寒厥需要温阳救逆，而热厥则需要清热降火。因此，准确判断厥逆的类型对于治疗至关重要。

厥逆的出现往往是身体发出的警告信号，提示我们要关注阴阳平衡和气血运行。通过调整作息规律、饮食习惯等，可以有效预防厥逆的发生。

第二章　什么是虚损

虚损，也称虚劳，是中医学中常见的一种疾病类型，其中“虚”指气、血、阴、阳的亏虚，“损”则指五脏六腑的功能受损。虚损的主要特征为气血阴阳的虚衰以及脏腑功能的亏损，表现为长期虚弱且难以恢复，是多种慢性虚弱症状的总称。

虽然虚损病在老年人中较为常见，但在现代生活的快节奏和高压力环境下，越来越多的年轻人也会出现这种情况。常见原因包括长期的生活压力、营养不良、不规律的生活习惯以及过度劳累等。

虚证与虚损之间的关系

虚证是指人体阴阳、气血、津液、精髓等正气亏虚，以不足、松弛、衰退为主要症状特征的证候。虚证的形成原因多样，包括先天禀赋不足和后天失调。后天失调可能由于饮食失调、七情劳倦、房事过度或久病失治误治等因素导致脏腑功能衰退，从而表现出各种虚证。

虚损则是在虚证的基础上进一步发展，指的是人体正气的严重耗损，导致脏腑功能严重衰退的状态。虚损通常是长期虚证未能得到有效治疗和调养的结果，也可能是由突发的重大疾病或外伤导致。

虚证是虚损的前期阶段，而虚损则是虚证严重和持续的表现。

医籍记载

在历代医学著作中，虚损问题得到了详尽的描述和论述，这些典籍中的理论深刻阐明了虚损在中医理论中的根本机制。

东汉医学家张仲景在《金匮要略·血痹[①]虚劳病脉证并治第六》中，首次提出了虚劳这一病名，并专章论述了虚劳病的病因、病候及其治疗方法。

《素问·通评虚实论》中提出，“精气夺则虚”，意指精、气、血、津液以及脏腑经脉之气耗损脱失，便形成了虚证。虚证常表现为头发斑白、皮肤松弛、乏力、怕冷等症状。

《素问·调经论》中指出，阳虚则易受外寒之邪，阴虚则易内生火热之症。

隋朝医学家巢元方在《诸病源候论·虚劳候》中，比较详细地论述了虚劳的原因及各类症状，并对五劳、六极、七伤的具体内容作了说明。

《黄帝内经》中提出的藏象理论[②]，是确定虚劳病机的理论基础。

注释：

①血痹（bì），血痹是指血液运行不畅或瘀滞引起的病症。

②“藏象”二字，首见于《素问·六节藏象论》。藏指藏于体内的内脏，象指表现于外的生理、病理现象。

虚损与实邪的辨证关系

《素问》中记载："邪气盛则实，精气夺则虚。"意为邪气（即风、寒、暑、湿、燥、火，是引发外感疾病的外邪之气）旺盛就是实证，精气衰弱就是虚证，这是中医重要的虚实辨证原则。

"邪气盛则实"，这里的"邪气"是指一切致病因素，如风、寒、暑、湿、燥、火等外邪，以及痰饮、瘀血、情志失调等内生邪气。这些邪气侵袭人体时，身体往往会呈现出一些实证，如高热、口渴、便秘、腹胀等。这些实证通常病势较急、病程较短、症状明显，能引起人们的重视，通过吃药等方法缓解症状。

"精气夺则虚"，这里所说的精气是指人体的正气，包括精、气、血、津液等。当精气耗损或不足时，就会导致虚证的出现。症状表现为气短、面色苍白、自汗、头发斑白、皮肤松弛、乏力、怕冷等。这些症状往往有病势较缓、病程较长、症状不明显的特点，因此很容易被人们忽视。

在中医理论中，虚实辨证是诊断和治疗疾病的核心。准确判断疾病是虚还是实，是制定有效治疗方案的关键。对于实证，中医常使用清热、解毒、攻邪等方法治疗；而对于虚证，则采用补益、扶正等方法调理身体。

以腹痛为例，其病因可能是实证（如寒邪凝滞或瘀血阻滞），也可能是虚证（如脾胃虚弱或气血不足）。此外，某些患者可能同时存在虚实夹杂的情况，如素体虚弱又感受外邪，这时需在补益正气的同时兼顾祛邪。

许多慢性病常常表现为虚实夹杂的症状，这是由于身体内部的虚弱与实质性病理变化相互交织所致。比如说，阴虚可能导致热毒的产生，而阳虚则可能导致体内寒气、水液的积聚，而气虚则可能伴随着血液的瘀积等现象。

虚损与现代医学

国家卫生服务调查结果显示，我国慢性病患病率呈逐年升高的趋势，其中多种慢性或消耗性疾病均属虚损病范畴，如慢性消耗性疾病、造血功能障碍、代谢紊乱、营养不良、内分泌失调、免疫功能低下以及各器官功能衰退等。这些疾病往往导致身体的虚弱状态，有时还可能出现虚性亢奋的情况。

在中医学看来，久病必虚，虚极则致损。体质虚弱会使人体抵抗力下降，容易受到外邪侵袭，进而导致疾病的发生。

比如，甲状腺功能减退（简称“甲减”）在中医理论中可以归纳为一种气血两虚、体质虚弱所导致的虚劳病。患者常见的症状如乏力、气短、汗少、面色苍白、月经不调等，都反映了身体内部气血运行不畅的状态。这种病症的治疗以补益气血为主要方向。

肺气虚在中医理论中常表现为气短、声音低微、易感风寒等症状，反映了肺部气机运行不畅的状态。慢性支气管炎和支气管哮喘在现代医学中属于呼吸系统的慢性疾病，主要症状包括咳嗽、气促、胸闷等，与肺气虚的某些症状有一定的相似性。

另外，如果身体内部存在瘀血的情况，就会阻碍新血的生成和运行，进而影响身体的健康。寒邪长期滞留在体内，会损伤体内的阳气，使人体处于虚寒的状态。而这些疾病又会导致或加重身体的虚损程度。慢性病的形成往往与体质的虚损密切相关，由此形成一个恶性循环。

因此，中医在治疗慢性病时，除了针对病因病机进行具体治疗外，还会注重调整和改善患者的体质。这包括通过中药调理、饮食调节、针灸推拿等方法，增强体内的正气（相当于抵抗力），从而减缓病情的进展，甚至达到康复的目的。根据不同的体质及病因，及时地进行治疗和调理，可以帮助减少虚损对身体的影响，促进健康恢复和疾病的控制。

虚损的病因

根据中医理论，虚损的病机主要由精气耗损所致。具体到每个个体，虚损病的病因各有不同：有些是因为先天因素，有些是由后天因素引起，例如疾病、过度劳累、饮食失节、情志不畅等，还有一些病因则是两者共同作用所致。另外，随着年龄的增长，身体各项机能有所下降，也是虚损的病因之一。

先天因素

部分患者患虚损病与先天因素有很大关系。例如，父母在孕育时，精子或卵子细胞质量不佳，导致受精卵的先天禀赋不足，即使顺利分娩，这些婴儿也可能体弱多病。

另一种情况是，精子和卵子细胞质量良好，但母体在孕育期间经常患病、营养不良、劳累过度、吸烟、喝酒以及滥用药物等，也会对胎儿的健康发育造成不利影响，导致婴儿在出生后先天禀赋不足。

此外，虽然人的体质与父母遗传的因素有一定关系，但也可通过后天因素改变。例如，父亲或母亲为阴虚体质，孩子阴虚体质的概率较大。

先天禀赋不足的人体质较为虚弱，在日常生活中较容易患病，因此需要及时调理，例如增强营养并根据个体体虚情况进行适当的药物调理。此外，坚持适量的锻炼和保持营养均衡也是必要的。

后天因素

劳逸过度

中医上讲，劳则气耗精亏，逸则气滞血瘀，过于劳累会导致精气耗损，而过度休息则可能导致气机壅滞，两者都有可能单独或混合地引发虚损。

《诸病源候论·虚劳病诸候》中对五劳、六极、七伤的具体内容作了说明。五劳指心劳、肝劳、肺劳、脾劳、肾劳；六极指气极、血极、筋极、骨极、肌极、精极；七伤指大饱伤脾，大怒伤肝，强力重举、久坐湿地伤肾，形寒饮冷伤肺，忧愁思虑伤心，风雨寒暑伤形，恐惧不节伤志。

《素问·宣明五气篇》中提到了五劳伤五脏的具体表现，即“久视伤血，久卧伤气，久坐伤肉，久行伤筋，久立伤骨”。

久视伤血：长时间使用眼睛，如阅读、观看屏幕等，不仅会使眼睛感到疲劳，而且会导致人体“血”的损伤。因肝主藏血，开窍于目。过度使用眼睛可能会导致肝脏血液不足，影响血液供应，从而导致眼睛干涩、视力模糊、夜盲等血虚的症状。

久卧伤气：人如果长期卧床缺乏运动会导致体内气血运行不畅，伤及肺气。肺气的耗损会使身体逐渐消瘦，面色无华，出现咳嗽、胸闷、背痛、咳血等症状。

久坐伤肉：脾主肌肉，伤肉即伤脾。人若老是坐着不动，肠胃蠕动速度减慢，从而导致脾胃的消化、运转的能力下降。

久立伤骨：久站容易损伤肾气，因为肾主骨生髓。肾气不足可能导致骨骼受损，而骨髓正是肾精的一部分，肾精充足则能滋养骨髓，使骨骼保持强健。因此，肾脏的功能可以影响骨骼的生长和发育。久站容易伤害肾脏，使其无法有效养护骨骼，因而可能出现久站伤骨的情况。

久行伤筋：人在行走的时候，筋是发力、伸缩的关键点，而在五脏之中，肝主筋，筋的运动消耗的是肝的精气，所以一旦行走太过，则不仅伤筋，还易伤肝气。

中医强调任何事情都不宜过度，进行视、卧、坐、站、行等活动，需要适时穿插进行，避免长时间保持固定的状态。比如，在电脑前工作 1 小时左右，可以暂时离开，起身去给自己倒杯水，或者走到窗边进行适当远眺，都有助于改善血液循环；对于坚持跑步的人来说，每周休息 1~2 天，有助于肌肉的修复和重建，避免运动受伤，提高跑步效率。

情志不畅

中医讲，喜、怒、忧、思、恐对应的人体器官分别是心、肝、脾、肺、肾，因此“喜伤心、怒伤肝、思伤脾、忧伤肺、恐伤肾”。

情绪过度激动、长期忧虑、过度悲伤或愤怒等，这些情绪状态会影响五脏功能的平衡和气血运行的顺畅。

过度的喜悦或悲伤会损伤心气，影响心脏的调节功能，可能引发心悸、失眠等问题；如果一个人经常因日常琐事产生怨气、怒气和闷气，会导致肝气郁结，影响体内气血运行，还有些人一生气就会出现两胁闷堵、郁结不适的症状，这是肝气逆行所致。长期的过度思虑、忧虑会损伤脾气，导致脾失健运，影响消化和营养吸收，可能表现为食欲不振、疲劳等。过度的悲伤、忧愁会损伤肺气，导致肺气不畅，影响呼吸和气息运行，可能出现呼吸困难、咳嗽等症状。长时间受到精神上的折磨以及惊吓会损伤肾气，影响肾的生理功能和精神状态的稳定，可能表现为腰膝酸软、神疲乏力，男性还可能会出现阳痿等症状。

如今，很多疾病都与不良情绪有关，俗称“情绪病”。焦虑、压抑、愤怒、沮丧等情绪波动，都会带来身体上的微妙变化。不良情绪会伤及人的脏腑及功能，为了避免不良情绪给身体和精神造成严重的影响，我们应该学会及时调节情绪，保持乐观、稳定的心态，畅情志，少忧烦。

饮食不节

饮食是气血化生的基础，是维系生命活动的能量来源。适当则有益，不当则有害。

根据中医五脏理论，脾胃承担着消化吸收和运化营养的重要作用。进食过多、过少或饮食不均衡都会导致脾胃失调，引发虚损。

如果经常饮食不节（如过饱、过饥）或大量摄入刺激性食物，都会损伤脾胃的阳气，使脾胃运化水湿的能力下降，导致水湿滞留在体内。水湿停滞会阻碍脏腑经络的正常濡养和运行，进而引发虚损，表现为全身乏力、易疲劳、精神不振等症状。此外，长期节食或挑食，也会使身体缺乏必要的营养支持，导致气血亏损，进一步加重虚损病症。

久病不治

糖尿病、高血压、低血压等基础性疾病，若未能及时治疗或通过调整生活及饮食习惯来控制病情，可能会破坏体内的阴阳平衡。具体表现为阴阳气血失调、虚实夹杂、气机紊乱等病理变化，进而加剧体质虚弱，甚至发展为虚损状态。

当疾病迁延不愈时，身体各器官和脏腑长期受损，会导致正气难以恢复，进一步加重虚弱。例如，大病后的长期应激反应和能量消耗会影响气血和阴精的恢复与平衡；而某些热性疾病，如感染、炎症、恶性肿瘤等，则会耗伤体内阴精，使身体失去平衡状态。

对于慢性胃炎、高血压、糖尿病、高脂血症、慢性支气管炎等慢性疾病，积极进行身体检查及必要的药物治疗，不仅有助于缓解症状、控制疾病发展，还能预防脏腑气血损伤，避免虚损的发生。

人体自衰因素

《黄帝内经》中说："年四十而阴气自半也，起居衰矣。"意思是人到了四十岁左右时，肾中的阴精已经衰减了一半，身体开始步入衰老阶段。这里的"阴气"指的是肾气，随着年龄增长，人体内的精、气、血等重要物质逐渐减少或失衡，组织和器官的功能也随之退化，这是自然衰老的必然过程。

然而，衰老的速度和程度受多种因素影响，除了个体的先天体质外，不良的生活习惯，如抽烟、饮酒、熬夜以及缺乏运动等，也可能加速衰老进程。这些不良习惯会导致自由基在体内堆积，加剧细胞的氧化和损耗，破坏正常的细胞结构，从而加速身体的衰老。

虚损防治概要

虚损，常表现为疲劳乏力、精神不振、易感焦虑或情绪低落等症状，严重影响日常生活和工作效率。此外，虚损还会导致人体元气亏损，进而影响五脏六腑的正常功能，容易诱发多种疾病。例如，在肺脏方面，虚损可能引发肺痿、肺胀、咳喘和哮病等呼吸系统疾病。

虚损的诊断通常结合临床表现、舌象、脉象等信息进行综合判断。虚损可以通过饮食调理、中药调理、运动疗法、生活方式调整等方法进行调理。

劳逸适度，培育正气

《黄帝内经》中说："正气存内，邪不可干。"意思是说如果人体正气旺盛，外邪（各种致病因素）就难以入侵，疾病也就不易发生。这里的"正气"是指人体对外界环境的适应能力、抗病能力以及康复能力，相当于现代医学中所说的免疫力。

我们常听到吃某种食物或药物可以提高免疫力，这是不科学的。正气是一种阴阳平衡、气血通畅的状态。每个人正气盛衰不同，如何提升自己的正气呢？一是培育正气，二是避免损伤正气。

劳逸结合是维持健康的关键，进行适度的运动，有利于体内气血的流通，增强脏腑功能；适当地休息，能缓解精神和身体紧张、消除疲劳，恢复脑力和体力。

科学研究表明，规律地有氧运动不仅能提高心肺功能还能增强免疫力，并对改善虚损状态有益。对于有虚损症状的人，可以根据自身情况适当增加一些有氧运动，比如快走、慢走等，既能增加免疫力，又能促进体内代谢废物的排出。

健康的生活方式也是提升正气的重要途径，营养均衡的饮食、规律的作息时间，都有助于改善身体状态，增强抵抗力和调节能力。合理安排工作和休息时间，避免长时间连续工作或学习，适时进行短暂的休息，有助于恢复身体的健康，防止过度消耗体力和精力。

科学进补，辨证施治

虚损的治疗以补益为基本原则。但是这并不意味着一旦感到身体虚弱，就可以盲目进补。中医理论中有“虚不受补”的说法，指的是当身体非常虚弱时，不能盲目地摄入大量高营养的补益食物或稀有药物，尤其是滋补性过强的保健品。过度补益可能会适得其反，甚至对健康造成不良影响。

每个人的体质不同，虚损调理方向与治疗的方法也不相同。体质受先天遗传及后天的营养、环境等因素影响，常见的虚损体质包括气虚体质、阳虚体质、阴虚体质、血虚体质、气血两虚体质等。因此，在调理及治疗虚损之前，需要根据个人体质的特点，采取相应的补益方法。例如，气虚体质益采用益气法、血虚体质益采用养血法、阴虚体质益采用滋阴法等。同时，还需结合病情及五脏病位特点，选择合适的药物和治疗方案，以增强治疗的针对性和有效性。

治疗虚损的方法

治疗虚损病可以根据具体症候进行针对性的调理和治疗。以下是一些中医常用的治疗方法：

中药调理：中药在补益气血、调和脏腑功能方面具有独特优势。人参、黄芪、党参、当归等中药常用于补气、补血，而茯苓、白术等则多用于调理脾胃功能。中医通过多种中草药的配伍组成方剂，结合患者的致病因素、脏腑功能失调症状及发病部位，进行辨证论治，以达到精准治疗的结果。

推拿按摩治疗：推拿与按摩通过特定的手法刺激身体的穴位，调节气血运行，增强脏腑功能。常用的穴位包括气海、三阴交、足三里等。具体的穴位选择和手法操作根据患者的症状和体质进行调整，以取得最佳疗效。

饮食调养：中医强调“药食同源”，通过调整饮食结构和食用具有滋补作用的食物来增强体质。例如，血虚的人可以多食用红枣、桂圆、花生、猪肝等补血食物，气虚的人可以多食用小米、山药、黄牛肉等补气食物。

第三章 中医虚证的哲学基础

阴阳五行学说

在中医学的理论中，虚证作为反映人体正气虚弱、机能减退或低下的一种综合病理状态，其背后的哲学基础深深植根于古代中国的阴阳五行学说。这一学说不仅是中医理论框架的基石，也是理解虚证实质、指导临床实践的关键所在。本章旨在深入探讨中医虚证的哲学基础，通过阴阳五行学说的视角，阐述虚证的成因、分类及治疗原则，展现中医理论的独特魅力与实用价值。

根据《黄帝内经》的记载，阴阳五行学说认为，宇宙间的一切事物都可以分为阴阳两类，二者之间存在着相互制约、相互依存的关系。同时，五行——木、火、土、金、水，各自代表了自然界的不同属性和运动方式，彼此之间既有生克关系，又有乘侮关系。人体作为一个微观宇宙，同样受到阴阳五行规律的支配。当人体的阴阳平衡被打破，或者五行生克关系失调时，便会导致疾病的发生。

虚证的形成，往往与人体正气的虚弱密切相关。正气，是人体抵御外邪、维持生命活动的基本物质。当正气不足时，机体的防御能力下降，易感外邪；同时，正气的推动和气化功能减弱，导致脏腑功能减退，气血津液生成不足，从而形成虚证。《素问·评热病论》中提到："邪之所凑，其气必虚。"明确指出了虚证与正气虚弱之间的内在联系。

从阴阳五行学说的角度来看，虚证的分类主要基于气血阴阳及脏腑功能的不足。气虚者，多表现为少气懒言、神疲乏力；血虚者，则见面色苍白、心悸失眠；阴虚者，常见五心烦热、潮热盗汗；阳虚者，多表现为畏寒肢冷、腰膝酸软。此外，根据脏腑功能的不足，虚证还可分为心气虚、肺气虚、脾气虚、肝虚、肾虚等不同类型。这些分类方法充分体现了阴阳五行学说在中医辨证施治中的具体应用。

在治疗原则上，中医强调"虚则补之"，即通过补充正气的不足来治疗虚证。具体而言，补气可用四君子汤，补血可用四物汤，补阴可用六味地黄丸，补阳则用金匮肾气丸等。此外，根据五行生克关系，中医还提出了"虚则补其母"的治疗原则。例如，肺气虚者，可补脾土以益肺气；肝血虚者，可补肾水以养肝血。这些治疗方法不仅体现了中医的整体观念，也彰显了阴阳五行学说在临床实践中的指导意义。

一、阴阳学说与虚证

在中国古代哲学中，阴阳学说是一种用以解释自然、社会和人体现象的基础理论。阴阳学说认为，世界万物都是由阴阳两种基本属性构成的，它们既相互对立又相互依存，始终处于动态平衡之中。

阴阳的概念最早可追溯至《易经》中，这部经典将自然界的运行规律归结为阴阳两种基本力量的变化。《易经》中提到："一阴一阳之谓道，继之者善也，成之者性也。" 这句话表明，阴阳的交替变化是宇宙的根本法则，遵循这一法则的行为被认为是善的，而实现这一法则的过程则体现了事物的本质。

在人体生理学方面，阴阳分别代表了生理活动和生理机能的两个不同方面。例如，兴奋与抑制、热与寒、动与静等。具体来说，当人体处于兴奋状态时，表现为阳气旺盛；而在休息或睡眠状态下，阴气则占据主导地位。同样地，体温过高时，人体会表现出热象，而体温过低时，则会表现出寒象。这些现象都生动体现了阴阳在人体生理活动中的重要作用。

《黄帝内经》作为中医学的经典著作，详细论述了阴阳失衡与疾病之间的关系。书中指出："阴阳乖戾，疾病乃起。" 这意味着当人体的阴阳平衡被打破时，疾病就会随之而来。此外，《黄帝内经》还提出了多种调节阴阳平衡的方法，如针灸、草药治疗等，旨在通过恢复阴阳和谐状态来促进身体健康。

阴阳失衡与虚证的形成

在中医理论中，阴阳学说是理解人体健康与疾病的核心。虚证，作为中医病症的一种主要类别，其本质在于阴阳失衡，尤其是正气的亏损。这里的"正气"相当于现代医学所说的抵抗力和适应能力，是人体生命活动的基础，涵盖了阴气和阳气两个方面。

当机体受到外邪侵袭、饮食不节、劳逸失度、情志失调等不利因素的影响时，正气会受损，导致阴阳失衡，从而形成虚证。具体来说，阴虚则阳亢，表现为手足心热、盗汗、口干舌燥等症状；阳虚则阴盛，表现为畏寒肢冷、神疲乏力、面色苍白等症状。这些症状反映了身体内部阴阳力量的失衡状态。

古代医籍《素问·生气通天论》中提到："阴阳者，天地之道也，万物之纲纪，变化之父母。"阴阳平衡对于维持人体健康至关重要。这种平衡一旦被打破，就会导致各种不适和疾病。《黄帝内经》中也有记载："正气存内，邪不可干；邪之所凑，其气必虚。"这表明，只有保证正气的充盈和平衡，才能有效抵御外邪的侵袭。

宋代医书《圣济总录》对虚证的描述更加详细："虚者，百病之本也。或因先天不足，或因后天失养，以致阴阳失衡，气血俱虚。"该书不仅列举了多种虚证的症状及治法，还强调了调养正气的重要性。

此外，《景岳全书》中指出："虚证之治，重在温补。阳虚者，宜补气温阳；阴虚者，宜滋阴润燥。"这些古籍不仅详细描述了虚证的表现，还提供了治疗原则和方法。

阴阳互根与虚证的治疗

在治疗虚证时，中医强调"虚则补之"，这一原则体现了中医对阴阳平衡的深刻理解与应用。中医理论认为，人体健康的维持依赖于阴阳的平衡状态。当阴阳失衡时，就会导致各种疾病的发生。因此，通过调整阴阳失衡的状态，恢复正气的充足与平衡，是中医治疗虚证的关键。

阴阳互根的原理，即阴阳双方在一定条件下可以相互转化、相互促进，是"虚则补之"的重要理论基础。例如，对于阳虚证，阳气不足会导致身体失去温煦功能，表现为畏寒、四肢不温、疲乏无力等症状。此时，可以通过温补阳气的方法来治疗。常用的中药有附子、肉桂等，这些药物具有温阳散寒的作用，能够提升人体的阳气水平。同时，需要注意的是，在温补阳气的过程中要注意保护阴液，以避免因阳气过盛而损伤阴液，遵循"孤阴不生"的原则。

对于阴虚证，阴液不足会导致身体失去滋润功能，表现为口干舌燥、潮热盗汗、五心烦热等症状。此时，应该滋阴润燥，以恢复体内的阴液水平。生地黄、麦冬、玉竹等药物具有滋阴生津的作用，能够帮助体内阴液的生成和补充。与此同时，滋阴的过程中也应兼顾阳气的平和，防止因阴气过盛而损伤阳气，遵循“独阳不长”的原则。

古籍中对此多有记载，例如《黄帝内经》中有云：“阴虚者，补其精；阳虚者，温其气。”这句话明确指出了治疗阴虚应注重补充精微物质，而治疗阳虚则应注重温养气机。此外，明代著名医学家张景岳在《景岳全书》中也提到：“故善补阳者必于阴中求阳，以阴为基；善补阴者必于阳中求阴，以阳为根。”这段话进一步强调了阴阳互根、互补的重要性，说明在补阳时要考虑到阴液的基础，而在补阴时要考虑到阳气的根本。

在具体治疗过程中，中医强调辨证施治，根据患者的具体症状和体质特点，给出个性化的治疗方案。例如，同样是阳虚证，由于导致阳虚的原因不同，可能有脾阳虚、肾阳虚等不同类型，需要选用不同的药物进行针对性治疗。同样，阴虚证也有肺阴虚、肾阴虚等各种不同类型，需根据具体情况进行调理。

二、五行学说与虚证

五行学说作为中国古代哲学的重要组成部分，将自然界的物质现象归结为木、火、土、金、水五种基本物质。这一学说不仅揭示了自然界的运行规律，还广泛应用于中医学，成为理解人体生理、病理及其相互关系的重要理论工具。

根据五行学说，木、火、土、金、水五种基本物质之间存在着相生相克的关系，共同维持着自然界的和谐与平衡。具体来说，相生关系指的是木生火、火生土、土生金、金生水、水生木，形成一个循环往复的过程；相克关系则是木克土、土克水、水克火、火克金、金克木，通过互相制约来维持系统的稳定。

在中医理论中，五行学说被用来解释人体脏腑、经络、气血等生理功能及其相互关系。例如：肝属木、心属火、脾属土、肺属金、肾属水。这种对应关系不仅体现了人体内脏器官的功能特性，还反映了它们之间的相互联系和影响。例如，肝（木）具有疏泄功能，能够调畅气机，促进血液运行，有助于脾胃的消化吸收；而脾胃（土）则是后天之本，主管运化水谷精微，为气血生化之源。

五行学说对于理解虚证的复杂性和多样性具有重要意义。虚证是指人体正气不足，脏腑功能衰退的一种病理状态。根据五行学说，虚证可以进一步细分为木虚、火虚、土虚、金虚和水虚等类型。每种虚证都有其独特的临床表现和治疗方法。例如，木虚主要表现为肝血不足或肝阴虚，患者可能出现头晕目眩、肢体麻木等症状，治疗时宜滋补肝血或肝阴；火虚则多表现为阳虚或阴虚，患者可能畏寒肢冷或五心烦热，治疗时需温补阳气或滋阴降火。

古籍中也有关于五行学说的详细记载。例如，《黄帝内经》作为中医学的经典著作之一，深入阐述了五行学说在医学中的应用。该书提出了五行与人体脏腑的对应关系，并详细论述了五行相生相克的规律及其对人体健康的影响。《黄帝内经·素问》中提到："五行者，金木水火土也。更贵更贱，以知死生，以决成败，而定五脏之气，间甚之时，死生之期也。"这段话强调了五行学说在诊断疾病、判断预后以及制定治疗方案中的重要性。

五行相生与虚证的转变

五行之间按一定顺序相互滋生，形成了一个生生不息的循环链。在人体内部，五脏六腑也根据五行的属性进行归类，并遵循相同的相生规律。因此，某一脏腑的虚证可能会通过五行关系影响到其他脏腑的功能，导致虚证的转变。例如，肝属木，肾属水，水能生木，若肾虚不能滋养肝木，则可能导致肝肾阴虚证；同理，肺属金，脾属土，土能生金，若脾虚不能益气滋金，则可能出现脾肺气虚证。

《素问·阴阳应象大论》有云："东方生风，风生木，木生酸，酸生肝……南方生热，热生火，火生苦，苦生心……中央生湿，湿生土，土生甘，甘生脾……西方生燥，燥生金，金生辛，辛生肺……北方生寒，寒生水，水生咸，咸生肾……"这段话明确指出了五行与五脏之间的对应关系，以及相生规律。

以肝和肾为例，肝属木，肾属水，根据五行理论，水能生木。这意味着肾的功能正常与否直接影响到肝的功能。肾藏精，主生长发育和生殖，且肾精可化生肝血，如果肾虚，则无法正常滋养肝木，导致肝阴不足。这种不足会引发一系列的症状，如头晕、眼干、筋脉拘急等。同样，肝的功能受损也会影响肾，从而形成恶性循环。

另一组例子是脾和肺。脾属土，肺属金。土能生金，意味着脾的功能正常与否直接影响到肺的功能。脾主运化水谷精微，化为气血以供养全身。如果脾虚无力运化水谷精微，气血生化无源，肺失所养，便会出现脾肺气虚的病症。这种病人常常表现为食欲不振、腹胀便溏、久咳不止、气短乏力等症状。这是因为脾虚不能益气滋金，导致肺气虚弱，抗病能力下降。

这种五行相生规律不仅体现在脏腑之间，还扩展到了疾病的治疗和预防上。中医治病时，常通过调节前一脏腑的功能来改善后一脏腑的状况。比如对于肝肾阴虚的患者，可以通过滋补肾阴来达到养肝的目的；对于脾肺气虚的患者，可以通过补益脾气来达到益肺的效果。这种治疗方法强调整体观念，旨在恢复脏腑之间的平衡与和谐。

五行相克与虚证的治疗

利用五行相克的原理可以调节人体脏腑功能。比如，当某个脏器的功能过强时，可以通过增强对其有克制作用的脏器功能来达到平衡。以“肝旺脾虚”的病例为例，肝属木，脾属土，根据木克土的理论，肝功能过强会影响到脾的功能，导致脾虚。此时，可以采用抑木扶土的方法进行治疗。

抑木扶土的具体做法可以是平抑肝阳和健运脾气。平抑肝阳主要通过使用一些具有清热疏肝功效的药物，如柴胡、黄芩等，这类药物能够有效平息肝阳过旺的症状。同时，为了健运脾气，可以使用人参、白术等补气健脾的药物。这类药物不仅能增强脾的运化功能，还能提高身体的整体免疫力。

同样的道理，也可以应用于其他脏器的不平衡。比如，对于肾水上泛导致的心火不宁，可以通过补土制水的方法来抑制过旺的肾水，从而间接平和心火。此外，《本草纲目》中也有类似的记载，通过五行相克的原理来治疗各种虚实不平衡的病症。

三、阴阳五行学说在虚证治疗中的综合运用

中医强调整体观念，注重个体化诊疗，医生会根据患者的具体症状和体征，结合阴阳五行学说进行分析，判断虚证的性质（阴虚、阳虚、气虚、血虚等）、部位（心、肝、脾、肺、肾等）及其发展趋势，然后制定相应的治疗方案。

例如，对于一位长期疲劳、食欲不振的患者，经过辨证可能发现其存在脾胃气虚的情况。根据五行学说，脾属土，主运化水谷精微；胃亦属土，主受纳腐熟水谷。脾胃虚弱则气血生化无源，故见疲劳乏力；脾失健运则食欲不振。因此，治疗上应重点健脾益胃，选用党参、黄芪、白术等益气健脾的中药为主方，同时辅以调理饮食起居，

促进脾胃功能的恢复。《黄帝内经》中提到："脾者，仓廪之本，营之居也。其华在唇四白。"这说明了脾在人体中的重要性以及其在消化吸收和运化水谷精微中的关键作用。

此外，阴阳学说在虚证治疗中的应用也十分广泛。例如，对于阳虚寒盛的患者，可采用温阳散寒的治疗方法。经典方剂如四逆汤，由附子、干姜、炙甘草组成，常用于治疗阳虚寒盛所致的四肢厥冷、恶寒倦卧等症状。而对于阴虚火旺的患者，则需滋阴降火。经典方剂如六味地黄丸，由熟地黄、山茱萸、山药、茯苓、丹皮、泽泻组成，主要用于治疗肾阴不足、虚火上炎所致的头晕耳鸣、潮热盗汗等症状。《素问·至真要大论》中说："诸寒之而热者取之阴，热之而寒者取之阳，所谓求其属也。"这句话指出了在治疗寒热病症时需要根据阴阳互根的道理来调整治疗方法。

在具体治疗过程中，医生会结合患者的具体情况，灵活运用阴阳五行学说进行施治。例如，若患者除了阳虚寒盛之外，还有脾虚的表现，可以在温阳的同时兼顾健脾。同样，若患者阴虚火旺伴随肝阳上亢，可在滋阴降火的同时兼顾平肝潜阳。这种综合调理的方法体现了中医辨证施治的原则，旨在达到机体阴阳平衡、五行稳定，从而实现痊愈的目的。

中医古籍《景岳全书》中提到："故善为医者，必责根本，而本有先天后天之辨。先天者，性气也；后天者，形体之脾气也。"这段话进一步强调了在治疗疾病时要分清病因的根本所在，从根本上解决问题，才能取得良好的疗效。

精气学说

近年来，随着人们健康意识的不断提升，中医越来越受到广泛关注和认可。精气学说作为中医理论的基础之一，对于理解和治疗虚证具有重要的指导意义。

精气学说起源于古代哲学思想，认为万物皆由精气构成，这一概念在中医理论中得到了充分的体现。《黄帝内经》中记载："精者，身之本也；气者，体之充也。"精是构成人体的基本物质，是生命活动的根本；气则是推动生命活动的动力。精充气足则人体健康，反之，精气不足则百病丛生。

在精气学说的基础上，中医进一步提出了气血、阴阳等理论，用以解释人体的生理病理变化。例如，《素问·调经论》中提到："气血者，人之神也；阴阳者，天地之道也。"气血是维持生命活动的重要物质，而阴阳则是宇宙间对立统一的两种基本力量，在人体内部的协调平衡对健康至关重要。

虚证根据其成因和表现可以分为阴虚、阳虚、气虚和血虚等类型。每一种虚证都有其独特的病因病机和临床表现。比如，阴虚常表现为五心烦热、盗汗、口干舌燥等症状；阳虚则可见畏寒肢冷、面色苍白、精神不振等表现。

在治疗虚证时，中医强调辨证施治，即根据患者具体的症状和体质，制定个性化的治疗方案。一般来说，补益精气是治疗虚证的基本原则。比如，《神农本草经》中记载了许多补益药物，如人参、黄芪、枸杞子等，这些药物能够补充气血、增强体力，从而改善虚证症状。同时，针灸、推拿等疗法也在治疗虚证中发挥着重要作用。通过刺激经络穴位，调节气血运行，恢复体内的阴阳平衡，从而达到治疗的目的。

一、精气学说的基本概念

精气学说的基本理念源于古代哲学中“气”的概念。在中医理论中，“气”被视为构成人体生命活动的基本物质，是人体所有功能活动的基础。这一理念深植于中国古代哲学，特别是在《周易》和《道德经》等经典著作中都能找到“气”的概念的身影。精气则是指维持人体生命活动、促进生长发育和修复组织损伤的基本物质，它在中医理论中具有至关重要的地位。

具体来说，精气主要由三部分组成：肾精、元气和水谷精微。肾精，又称先天之精，是由父母遗传而来，是与生俱来的，主要藏于肾脏中。《素问·上古天真论》中提到：“肾者，主水，受五脏六腑之精而藏之。”这意味着肾精是人体生命活动的根本，决定了个体的生长发育和生殖能力。肾精充足则人体强健；肾精亏虚则身体虚弱，容易出现各种疾病。

元气，也称为“正气”或“原气”，它是人体生命活动的原动力，推动着人体的各种生理活动。《黄帝内经》中提到：“正气存内，邪不可干。”这句话强调了元气的重要性，说明只有元气充沛，才能抵御外界的病邪侵入，保持身体健康。元气分布于全身各脏腑器官，负责推动气血运行，温养五脏六腑，是人体代谢活动的基本动力。

水谷精微是通过饮食摄入的营养物质，经由脾胃消化吸收而化生的。《黄帝内经》中提到：“饮入于胃，游溢精气，上输于脾，脾气散精，上归于肺。”这说明饮食中的精华部分通过脾胃的运化作用转化为水谷精微，进而被输送到全身，滋养各个脏腑和器官，维持生命活动。

二、精气学说对虚证治疗的指导意义

精气学说强调，人体的健康状态取决于精气的充盈与平衡，而虚证的出现，正是精气不足或失衡的表现。因此，针对虚证的治疗，中医界普遍遵循着补充和调节精气、恢复人体平衡的原则。这些治疗原则不仅体现了中医的整体观和辨证施治特色，更蕴含了丰富的古籍智慧和临床经验。

对于肾精不足的患者，中医强调通过补肾填精来增强生命力和改善症状。根据《黄帝内经》的记载："肾主藏精，生髓通于脑。"这句话明确了肾精对于人体生长发育和生殖能力的重要性。常用的药材有熟地黄、山茱萸、枸杞子等，这些药材能够滋补肾阴，促进肾精的生成和储存。例如，熟地黄具有滋阴补肾的功效，常用于治疗因肾阴不足引起的各种症状；山茱萸则能补益肝肾、收敛固涩，适用于肝肾亏虚导致的腰膝酸软、头晕耳鸣等症；枸杞子不仅滋肾润肺，还能补肝明目，常用于治疗肝肾阴虚所致的目暗不明、视力减退等问题。此外，针灸疗法中的一些补肾穴位，如太溪穴、关元穴等，也可以通过刺激来增强肾精。太溪穴是足少阴肾经上的重要穴位，具有补肾益气、强壮腰膝的作用；关元穴位于任脉之上，是男子藏精、女子蓄血之处，对于调理肾元、增强体质有着显著效果。

对于元气亏损的患者，中医主张通过补气益元来提高身体的能量水平和抗病能力。这里的"元气"指的是维持生命活动的基本动力。《黄帝内经·素问·上古天真论》中提到："正气存内，邪不可干。"这句话强调了培补正气对于抵御外邪侵袭的重要性。常用的药材有人参、黄芪、党参等，这些药材能够补充元气，增强各脏腑的功能。人参被誉为"百药之王"，其大补元气、复脉固脱的功效备受推祟；黄芪则擅长补中益气、固表止汗，常用于治疗脾胃虚弱、气血不足等症状；党参同样具有补中益气的作用，对于缓解体倦乏力、食欲不振等症状有显著疗效。太极拳、八段锦等传统功法也是补气益元的重要手段之一，它们通过柔和的动作、深长的呼吸，帮助修炼者调和气血、疏通经络，从而增强体内的元气。

对于水谷精微不足的患者，中医注重通过健脾益胃来改善消化功能和营养吸收。脾胃为后天之本，是气血生化之源。《黄帝内经·素问·灵兰秘典论》中指出："脾胃者，仓廪之官，五味出焉。"这句话形象地描述了脾胃在受纳运化水谷、化生气血过程中的核心地位。常用的药材有白术、茯苓、山药等，这些药材能够强化脾胃功能，促进水谷精微的生成和利用。白术以其健脾益气、燥湿利水的功效著称，常用于治疗脾虚湿盛导致的种种不适；茯苓则有利水渗湿、健脾宁心的作用，适用于水肿尿少、脾虚食少等症状；山药既是一种食材，也是一种药材，它能够补脾养胃、生津益肺，对于脾虚食少、肺虚喘咳等均有良好疗效。合理的饮食调理也是关键，需确保饮食均衡，营养丰富，避免过食生冷和油腻食物，以免加重脾胃负担。

在实际临床应用中，单一的虚证类型较少见，多为多种虚证兼夹出现。因此，综合调理显得尤为重要。中医强调辨证施治，根据患者的具体症状和体质，制定个性化的治疗方案。这就要求医生不仅要熟练掌握各种虚证的特点和治疗方法，还要具备敏锐的观察力和准确的判断力，以便在错综复杂的病情中抓住本质，对症下药。比如，一个同时患有肾精不足和元气亏损的患者，医生可能会在补肾填精的基础上，加入适量的补气药材，以达到双管齐下、标本兼治的效果。此外，中医还注重整体调节和长期调养，鼓励患者在日常生活中保持良好的作息习惯、饮食习惯和运动习惯，以巩固治疗效果，预防疾病的复发。

三、精气学说在现代医学研究中的应用前景

随着现代医学研究的不断深入，中医精气学说的应用价值逐渐得到科学界的认可和重视。这一古老而深奥的理论体系，经过历代医家的不断发展和完善，如今在现代科学的验证下，展现出了独特的魅力和广泛的应用前景。

许多现代研究表明，中医的精气学说与现代生物学、免疫学等领域存在诸多契合点。例如，肾精与现代医学中的神经内分泌系统功能密切相关。传统中医认为，肾藏精，主生长、发育与生殖，这实际上与现代医学中对内分泌系统的认识有异曲同工之妙。内分泌系统通过分泌激素调节人体的生长、发育和代谢过程，而肾精不足则可能导致多种疾病，这一点在古籍《黄帝内经》中有详细记载："肾者，作强之官，伎巧出焉。"

此外，元气类似于机体的能量代谢和免疫功能。中医理论中，元气是人体生命活动的基本动力，推动着五脏六腑的正常运作。现代医学则认为，人体的新陈代谢和能量供应是维持生命的基础。在这一过程中，免疫系统扮演着重要角色，识别和清除外来病原体，保护机体免受感染。这与中医所说的"正气存内，邪不可干"高度一致，《素问·遗篇·刺法论》中提到："正气存内，邪不可干；邪之所凑，其气必虚。"由此可见，中医对免疫力的认识由来已久。

水谷精微则与营养学和消化系统功能相吻合。中医讲脾胃为后天之本，气血生化之源，认为饮食的消化吸收与输布依赖于脾胃的功能。现代营养学则强调，合理的饮食和营养摄取对于维持健康至关重要。脾胃虚弱会导致营养不良和各种疾病，正如《黄帝内经》所述："脾胃者，仓廪之官，五味出焉。"脾胃功能的正常运作对于人体的

健康有着重要意义。

通过对精气学说的现代研究，不仅可以验证中医理论的科学性，还能为现代医学提供新的思路和方法。例如，通过研究中药对人体精气的调节作用机制，可以开发出更多具有补益作用的新药。在这方面，人参、黄芪等中药材的药理研究已经取得了显著成果。研究发现，这些药材能够有效提升机体的免疫功能、增强体力和抗病能力，进一步验证了中医“扶正固本”的治疗理念。

通过对精气学说与免疫系统关系的探讨，可以为免疫相关疾病的预防和治疗提供新的方案。例如，某些自身免疫性疾病如类风湿性关节炎、红斑狼疮等，目前缺乏彻底治愈的方法。然而，通过中医的辨证施治，结合现代免疫学研究，可以探索出更为有效的综合治疗方案。研究显示，中药复方如雷公藤多苷片在治疗类风湿性关节炎方面显示出良好的疗效，且不良反应较小，这为中西医结合治疗开辟了新的道路。

天人合一观

虚证不同于实证，它反映的是人体正气虚弱、功能减退的状态。深入理解中医虚证的哲学基础，尤其是通过“天人合一”这一观念来解析，不仅有助于全面地了解中医学的基本理念，还能为临床实践提供指导。

天人合一是中国古代哲学的核心思想之一，它强调人与自然界之间存在着密切的联系和相互依存的关系。这一观念在中医学中得到了广泛的应用和体现。《黄帝内经》作为中医学的经典著作之一，就明确指出了天人合一的重要性，表明自然界的变化会直接影响到人体的生命活动和病理变化。例如，季节的更替、气候的变化等都会对人体产生影响。因此，中医在诊治疾病时，必须考虑这些外部因素以及人体自身的正气状态。

在虚证的治疗中，天人合一的理念尤为重要。当人体正气不足时，往往表现为抵抗力下降、容易疲劳、面色苍白等症状。这时，医生需要根据患者的具体情况，采取相应的治疗方法来补益正气。比如，在冬季寒冷的时候，可以适当增加温热食物的摄入；在夏季炎热的时候，则应注意清热解暑。同时，还可以通过调整作息时间、加强锻炼等方式来增强体质，提高机体的自我调节能力。

此外，天人合一还体现在对患者心理状态的关注上。中医认为，情志不畅也是导致虚证的一个重要原因。因此，在治疗过程中，医生不仅要关注患者的身体状况，还要关心他们的心理感受，帮助他们保持良好的心态，这对于疾病的康复也是非常重要的。

一、天人合一的思想起源与基本内涵

天人合一是中国古代哲学中一个至关重要的命题，同时也是中医理论的基石之一。这一思想强调人与自然界是一个不可分割的整体，两者之间相互依存、相互作用，共同构成了一个和谐的统一体。早在《黄帝内经》这部中医学经典中就有记载："天有四时五行，以生长收藏，以生寒暑燥湿风；人有五脏，以应五时。"这段话深刻揭示了自然界的变化会直接影响人体的生命活动。

天人合一的思想源于中国古代的自然观和宇宙观。在古人看来，天地万物都是由气构成的，气是构成世界的基本物质。而人是天地之间的一种特殊存在，是天地之气交汇的产物。《淮南子》中说："天地之气，莫如守此身，此身之气，通于天地。”因此，人体必须顺应自然规律，才能保持健康。

《黄帝内经》明确阐述了天人合一的理念，强调了自然界与人体的密切联系。书中指出，自然界的四时更替、五行相生相克，都与人体的生理活动息息相关。春季属木，与肝相应；夏季属火，与心相应；秋季属金，与肺相应；冬季属水，与肾相应；四季交替的最后一个季节——长夏，则属于土，与脾相应。这种对应关系不仅体现在季节与脏腑的对应上，还包括了气候变化对疾病发生发展的影响。比如，风、寒、暑、湿、燥、火这六种邪气，一旦作用于人体，就可能导致疾病的发生。

另外一本古籍《道德经》也表达了相似的观念，老子说：“人法地，地法天，天法道，道法自然。”这句话进一步阐述了人与自然界的关系：人类的行为应该效法大地，大地的变化则遵循着天的规律，而天的运行又遵循着大道的规则，最终这一切都是顺应自然的。

再如《周易》中提到：“天行健，君子以自强不息。”这句话鼓励人们要像天那样不断运行、强健不息，体现了中国古代对人与自然和谐相处的追求。

二、天人合一观与中医虚证的关系

整体观念与虚证

《黄帝内经》中明确记载：“天覆地载，万物悉备，莫贵于人。人以天地之气生，四时之法成。”这句话体现了天人合一的观念，强调了人与自然界密不可分的关系。虚证是中医病症的一种常见类型，指的是身体机能的虚弱和不足。对于虚证而言，无论是哪一脏腑的虚弱，都会或多或少地影响到其他脏腑的功能。例如，脾虚可能会导致消化吸收功能的减弱，进而影响到气血的生成，最终导致全身性的虚弱症状。

明代著名医学家李时珍在《本草纲目》中也提到："脾者，土也，治中央，常以四时长四脏，且暮脾者，天地之所终始也。"这说明了脾在人体整体功能中的重要性。脾虚不仅会影响消化功能，还会波及肺、肝、肾等其他脏腑的功能。比如，脾虚可能导致肺气不足，因为脾属土，肺属金，而土生金。脾虚也可能引起肝血不足，因为肝依靠脾提供的气血来维持其功能。

《黄帝内经·素问》中提到："五脏相通，移皆有次，五脏有病，则相妄相扯。"这句话进一步强调了脏腑之间的密切联系。脾虚导致的消化吸收问题可能引发营养吸收不良，从而影响气血的生成。气血不足会导致心脏供血不足，进而影响全身的血液循环。肾脏作为人体的先天之本，依赖充足的气血来维持其功能。如果气血不足，肾功能也会随之下降。

针对虚证的治疗，中医学强调整体调理，旨在恢复脏腑功能的平衡。通过补益脾胃，增强消化吸收的功能，从而改善气血的生成和供应。同时，根据五行相生相克的原理，调理其他脏腑的功能，以达到整体健康的目的。例如，通过健脾益气来促进气血的生成，同时兼顾补肾以增强体质，达到整体调和的效果。

三、虚证的治疗原则与方法

针对虚证的治疗，中医强调"治病求本"，即找到虚证的根本原因，进行针对性的治疗。同时，注重整体调理，以达到标本兼治的效果。

补益气血

对于气虚和血虚的患者，中医常用补气养血的方法进行治疗。常用的中药有黄芪、党参、当归、熟地黄等。补气药能够增强体力，提高免疫力；补血药能够改善血液循环，滋养全身。《神农本草经》中提到：“上品药，为君主治养命，无毒，多服久服不伤人。”可见，补益药在中医治疗中占有重要地位。

滋阴补阳

对于阴虚和阳虚的患者，中医常用滋阴补阳的方法进行治疗。阴虚患者可用滋阴药物，如生地黄、枸杞子、龟甲等；阳虚患者可用补阳药物，如附子、肉桂、鹿茸等。滋阴药能够滋润身体，缓解干燥症状；补阳药能够温煦身体，改善寒冷症状。《素问·至真要大论》中提到：“谨察阴阳所在而调之，以平为期。”即通过调节阴阳平衡，达到治疗目的。

调整生活方式

除了药物治疗外，中医还强调调整生活方式，以辅助治疗虚证。例如，保持规律的作息时间，避免过度劳累；合理饮食，保证营养均衡；适当锻炼，增强体质等。《黄帝内经》中提到：“上古之人，其知道者，法于阴阳，和于术数，食饮有节，起居有常，不妄作劳。”即保持健康的生活方式，是预防和治疗虚证的重要手段。

第四章　虚证的病因病机

外感病因

外感病因是导致虚证的重要诱因之一。中医认为，外感六淫（风、寒、暑、湿、燥、火）均可通过侵袭人体，影响气血阴阳的平衡，从而导致虚证的发生。以下详细阐述外感病因对虚证的影响。

风邪

风为百病之首，风邪侵袭人体，易侵犯肌表和肺卫，导致卫气不固，营阴受损。风邪是外感病因中最常见的一种，其特点在于善行数变，具有轻、散、燥、动的特性。在中医理论中，风邪的侵入途径和影响广泛而深远，不仅局限于肌表和肺卫的损伤，更能深入机体内部，影响五脏六腑的功能。

风邪侵入人体后，首先犯及肌表，使卫气不固。卫气具有抵御外邪、温养皮肤、调节腠理开合的功能。当风邪侵入肌表，卫气奋起抵抗，若抵抗不力，则风邪内侵，进一步影响营阴。营阴是体内重要的物质基础，有滋养全身的作用。风邪侵袭后，营阴受损，表现为身体乏力、汗出过多等症状。

此外，风邪具有善行数变的特点，其侵入人体后可迅速扩散至肌肉、筋膜、关节等部位，导致气血运行不畅，出现疼痛、麻木、僵硬等症状。由于风邪的这一特性，它在体内的表现形式多种多样，可以是局部的，也可以是全身性的。

风邪还可损伤肺气，导致肺失宣降。肺主气司呼吸，宣发肃降是其重要功能。风邪犯肺，肺气受损，宣降失常，会出现咳嗽、喘息等症状。长期的肺气损伤，还可能导致更严重的呼吸系统疾病。

《素问·生气通天论》云："风者，百病之长也。"这句话强调了风邪在众多外感病因中的主导地位。《伤寒论》亦云："风者，百病之始也。"此言更加明确指出，风邪往往是疾病发生的初始因素。

风邪对人体的长期影响也不容忽视。若人体长期受风邪侵袭而未得到有效治疗，可导致气血亏虚，出现虚证表现。气血亏虚会影响脏腑功能，进而影响整个机体的健康状态。此时，患者多表现为面色无华、精神疲惫、心悸失眠等症状。

寒邪

寒邪是中医理论中的一种重要致病因素，具有收敛、凝滞和阻碍的特性。当寒邪侵入人体后，它会对气血的运行造成明显的阻碍，从而引发一系列不适症状。

寒邪侵入人体后首先会导致气血运行受阻。中医认为，气血是维持人体生命活动的基础，它们的正常运行直接影响到各个组织器官的功能。当寒邪入侵时，寒气会使气血运行变得缓慢甚至停滞，这种不畅会导致局部或全身的疼痛。《素问·生气通天论》中提到："寒者，阴邪也。"这句话说明了寒邪的性质及其对身体的影响。此外，

《伤寒论》中也指出寒邪侵袭可导致气血凝滞，从而引发疼痛。

除了疼痛外，寒邪还会使肢体麻木和僵硬。寒邪的收敛特性使得经络和肌肉收缩紧张，导致血液循环不畅，进而引起皮肤和肌肉的麻木感。同时，寒邪的凝滞特性也会使得关节和肌肉的活动受限，表现为四肢僵硬、活动不便等症状。这些表现不仅影响了患者的日常生活，还可能进一步加重病情。

寒邪对人体的阳气也有显著的损伤作用。中医讲究阴阳平衡，阳气是维持身体表面温暖和内部机能正常运作的重要因素。当寒邪入侵时，它会逐渐消耗体内的阳气，导致阳气不足。患者会出现畏寒、四肢冰冷的症状。这是因为寒邪抑制了体内阳气的生发，使得身体无法维持正常的温度调节。此外，阳气不足还会影响到消化功能，表现为腹泻、消化不良等症状。如果寒邪长期滞留体内，会进一步导致阳气亏虚，最终出现虚证表现，如乏力、精神不振等。

暑邪

暑邪，作为自然界中的独特致病因素，其特性集中体现了炎热、消耗与燥热的显著特点。每当夏季来临，高温酷热成为主导气候，此时暑邪便尤为猖獗，易于侵入人体，干扰正常的生理机能，引发一系列健康问题。

当暑邪侵入人体，首当其冲的影响便是对气血运行的干预。气血，作为中医理论中维持生命活动的基础物质，其正常运行是确保身体健康的关键。然而，暑邪的炎热之性能够迅速消耗体内的津液，导致气随津脱，从而使得气血运行变得不畅。患者常表现为口渴难耐，这是因为津液被大量消耗后，口腔失去了滋润；同时，心情也变得烦躁不安，仿佛有一团火在心中燃烧，难以平静。此外，心慌也是常见的症状之一，患者可能感到心跳加速，心悸不已，这都是暑邪扰乱心神的表现。

进一步地，暑邪还具有强烈的损伤阴液的特性。在中医理论中，阴液是滋养身体、制约阳热的重要物质基础。然而，暑邪的炽热之力能够轻易地灼伤阴液，导致阴虚火旺的病理状态。阴虚不能制阳，阳气相对亢盛，进而出现一系列阴虚内热的症状。患者可能经常在夜间出现盗汗现象，即在无明显诱因的情况下自行出汗，这是阴虚火旺、逼津外泄的表现。同时，潮热也是常见的症状之一，患者常感午后或傍晚时分体温轻微升高，面部潮红，如同潮水般定时而至。此外，五心烦热（即手心、足心、胸中发热）更是让患者感到难以名状的焦躁与不适，仿佛有一股热流在体内四处游走。

长期处于暑邪侵袭之下，人体的阴液将受到持续的损耗，久而久之，便会导致阴液亏虚，进而引发更为复杂的虚证表现。此时，患者不仅会出现上述的口渴、烦躁、盗汗、潮热等症状，还可能伴随有身体消瘦、皮肤干燥、毛发枯槁等体态改变，以及头晕耳鸣、失眠多梦、记忆力减退等神经系统症状。这些症状的出现，无不提示着机体已经处于严重的失衡状态，亟须通过调理阴阳、补益阴液来恢复健康。

《素问·生气通天论》明确指出："暑者，阳邪也。"这不仅揭示了暑邪的性质属于阳热之邪，同时也暗示了其对人体阳气的激发作用过度时会带来的危害。《伤寒论》中亦有"暑者，阳邪也"的论述，进一步强调了暑邪伤人的严重性，以及其在引发疾病方面的重要性。这些古籍的记载，不仅是对当时医学实践的总结，更为后世提供了宝贵的医学遗产和治疗思路。

湿邪

湿邪具有重、滞、阻遏的特点。湿邪侵入人体后，会引发一系列不适症状，影响人体的正常功能。

湿邪的重、滞、阻遏特性使其易于滞留在体内，特别是在关节和脾胃等部位。当湿邪侵入人体后，首先会导致气血运行不畅。气血是维持生命活动的基本物质，它们的正常运行对于身体的健康至关重要。湿邪的存在阻碍了气血的正常循环，导致气血滞留不畅，进而出现一系列症状，如关节疼痛、肿胀、沉重等。这些症状尤其在阴雨天气或潮湿环境中加重，给患者带来极大的不便。

湿邪对脾胃功能的损伤尤为显著。中医认为，脾主运化水湿，而湿邪的存在会严重影响脾的这一功能。脾阳受损，导致脾失健运，表现为食欲不振、腹胀、大便溏泄等症状。脾胃是后天之本，是人体消化吸收的主要器官，脾阳亏虚会直接影响食物的消化和营养的吸收，进而影响整个身体的健康状况。长期受湿邪侵袭的患者，可能会出现营养不良、四肢乏力等症状，严重影响生活质量。

湿邪侵袭不仅会引起以上症状，还可能导致一些更为严重的健康问题。长期受湿邪侵袭的人，可能会逐渐发展为脾阳亏虚，出现虚证表现。脾阳亏虚是指脾的功能严重衰退，无法正常运化水湿和营养。此时，患者可能会出现面色苍白、四肢不温、精神倦怠、少气懒言等症状。这些虚证表现反映了湿邪侵袭对人体的深远影响，需要引起足够的重视。

古籍对湿邪也有详细的论述。例如，《素问·生气通天论》云："湿者，阴邪也。"这句话指出了湿邪的属性及其对人体的负面影响。《伤寒论》中也有类似的记载："湿者，阴邪也。"这些古籍中的论述，为我们理解湿邪的性质和危害提供了重要的理论依据。

燥邪

燥邪作为自然界中一类独特的致病因素，其性质干燥、收敛且具有消耗性。当燥邪侵入人体后，会引发一系列的症状和病理变化。首先，由于燥邪的干燥特性，它会与人体的津液相互作用，导致津液减少，进而使得皮肤失去滋润，出现干燥、脱屑等现象。同时，口干舌燥也是燥邪侵袭的常见症状之一，患者会感到口腔干燥，舌头发涩，严重时甚至会影响进食和言语。

此外，燥邪还会影响人体的气血运行。气血是维持人体生命活动的重要物质，而燥邪的存在会导致气血运行不畅，从而引发各种疾病。例如，燥邪可导致肠道失于濡润，出现便秘等症状。这是因为燥邪会损伤肠道津液，使得大便干燥硬结，难以排出。

在脏腑方面，燥邪对肺脏的影响尤为显著。肺主呼吸，喜润恶燥，而燥邪的性质与肺脏的生理特性正好相反。因此，当燥邪侵入人体后，最容易损伤肺阴，导致肺失润泽，出现干咳、咳痰等症状。这些症状不仅会影响患者的生活质量，还可能进一步加重病情，导致更严重的肺部疾病。

长期受燥邪侵袭，还可能导致肺阴亏虚，出现虚证表现。肺阴亏虚是指肺脏阴液不足，不能滋润肺脏和呼吸道，导致一系列干燥症状的出现。这些症状包括干咳、咳血、咽干口燥、声音嘶哑等。同时，肺阴亏虚还可能导致身体其他部位的干燥症状，如皮肤干燥、大便干燥等。

在古籍中，对燥邪也有明确的记载和描述。《素问·生气通天论》云："燥者，阳邪也。"这里将燥邪归类为阳邪，是因为燥邪的性质干燥、热烈，容易消耗人体的津液和阴液。《伤寒论》中也有类似的描述："燥者，阳邪也。"这进一步证实了燥邪的阳邪性质。

火（热）邪

火邪具有炎热、燥热、上炎的特点，这一性质使得它在人体健康方面扮演着不可忽视的角色。当火邪侵入人体后，会引发一系列复杂的病理变化。

火邪的侵入首先会影响人体的气血运行。正常情况下，气血应当在经络中畅通无阻地运行，为全身各个脏腑器官提供营养和氧气。然而，火邪的炽热性质会破坏这种平衡，导致气血运行不畅。具体表现为口渴、烦躁不安以及心慌等症状。这些症状反映出体内环境因火邪的存在而变得紊乱，气血无法顺利到达全身各处，从而影响了正常的生理功能。

火邪不仅影响气血的运行，还会对阴液造成损伤。所谓阴液，是指体内的一切津液，包括血液和水液等，它们对滋润身体、保持生理功能正常运转至关重要。火邪的燥热特性会大量消耗体内的阴液，导致阴虚火旺的状态。患者通常会出现盗汗、潮热以及五心烦热（即手心、脚心和胸中烦热）等症状。此时，患者的身体正处于一种失调状态，各种不适症状层出不穷。

长期受到火邪侵袭，人体的阴液将持续受损，最终可能导致阴液亏虚。这种情况下，身体会表现出一系列的虚证，如口干舌燥、皮肤干燥、尿少便干等。这些症状反映出体内阴液的枯竭，身体的润泽和滋养功能大大下降。此外，阴液亏虚还可能引发其他更为严重的健康问题，如便秘、失眠、心烦意乱等，进一步降低生活质量。

从古籍的角度来看，火邪的性质及其病理变化已有详细的记载。《素问·生气通天论》云："火者，阳邪也。"这句话指出了火邪的阳性特质，解释了其具有炎热、上炎的特性。《伤寒论》同样提到："火者，阳邪也。"这进一步强调了火邪对人体阳气的影响，说明了火邪容易侵犯人体的阳气部分，造成功能性的亢进或紊乱。

◐外感病因导致虚证的病机演变

外感病因引起虚证的病机是一个较为复杂的过程，通常经历几个阶段。在外感初期，邪气较盛而正气未衰，病情多表现为实证。此时，如果能够及时采取有效治疗措施，驱除邪气，可以防止病情进一步演变，避免由实转虚。

随着病情的发展，正气逐渐受损，正邪相争进入相持阶段。在这一阶段，若未能得到有效治疗，病情会逐步加重，导致正气渐衰，形成虚实夹杂的证候。此时，患者既有实证的表现，也有虚证的症状，表现为寒热错杂、虚实并见的情况。这种错综复杂的证候给治疗带来了一定的困难。

病情继续发展，正气进一步衰弱，而邪气却留恋不去，最终形成虚证。这一阶段的虚证往往表现为气血不足、阴阳失衡等特征。由于正气大衰，患者的抵抗力和自愈能力都显著下降，因此治疗的重点应转向扶正，以增强机体的抗病能力和恢复能力。同时，兼顾祛邪，确保残余邪气得以清除，以防止病情反复。

在整个病程中，虚实之间的变化是动态的，反映了正邪消长的复杂过程。外感病因引起的虚证不仅仅是简单的由实转虚，而是经历了多个阶段的变化和转化。在治疗过程中，应根据病情的不同阶段，灵活运用中医理论，采取相应的治疗策略。例如，在初期实证阶段，应以祛邪为主；在虚实夹杂阶段，需扶正与祛邪兼顾；在形成虚证之后，则以扶正为主，辅以祛邪。

此外，外感病因引起虚证的过程中，还可能受到体质、生活习惯、饮食等因素的影响。因此，在治疗时，还应综合考虑这些因素，采取个性化的治疗方案，才能取得更好的疗效。总之，外感病因引起虚证的病机复杂多变，需要从整体观念出发，结合具体情况进行辨证施治，才能真正实现治病求本的目的。

预防与治疗

针对外感病因所致的虚证，预防与治疗需要综合考虑多个方面。首先，增强体质和提高抗病能力是关键。通过合理的饮食调养和适当的运动锻炼，可以增强机体的正气，从而提高抗病能力，减少外感病因的侵袭。例如，均衡的饮食应包括富含蛋白质、维生素和矿物质的食物，以支持免疫系统的正常功能。此外，适度的有氧运动可以增强心肺功能，促进血液循环，有助于维持整体健康。

及时诊治和防止病情转变也非常重要。在外感初期，应及时采取措施，驱邪外出，以防止病情进一步发展。根据病情变化，灵活应用中医理法方药进行辨证施治是非常关键的。中医强调辨证论治，根据不同的证候表现选用相应的治疗方法。比如，对于风寒感冒，可以使用辛温解表的药物；而对于风热感冒，则可以选择辛凉解表的药物。这种个体化的治疗方法能够更有效地应对外感病因。

扶正祛邪和调和气血也是治疗虚证的重要方法。对于已经形成的虚证，应采取扶正祛邪的方法，调和气血，恢复机体的平衡。具体治疗方法可以包括中药调理、针灸和推拿等。中药可以通过补益气血、调节阴阳来恢复体内的平衡。针灸通过刺激特定的穴位，可以调节经络气血的流动，达到治疗的效果。推拿则可以通过按摩和推压特定部位，促进气血运行，改善症状。

调摄情志、保持心情舒畅对外感病因所致的虚证也有一定影响。情志因素在疾病的发展过程中起着重要作用。保持心情舒畅，避免情志过激，有助于预防和治疗虚证。现代医学研究也表明，心理压力会影响免疫系统的功能，增加患病的风险。因此，通过心理调节，如冥想、放松训练等方法，可以有效减轻压力，增强机体的抵抗力。

内伤病因

一、情志因素

情志过激

在中医学中，情志活动与五脏六腑的功能密切相关，这一理论可以追溯至经典医籍《黄帝内经》。《黄帝内经》中提到："怒则气上，喜则气缓，悲则气消，恐则气下，惊则气乱，思则气结。"这些描述揭示了情志过激会导致人体气机的紊乱，进而影响脏腑功能。

具体来说，当人处于不同的情绪状态时，会直接影响相应的气机运行。例如，愤怒的情绪会使气机向上冲逆，影响肝脏的功能；而过度的喜悦则会减缓气机的运行，影响心脏的正常节律。同样，悲伤、恐惧、惊慌和思虑等情绪也会对气机产生不同的影响，从而干扰不同脏腑的正常功能。

以肝为例，中医理论认为肝主疏泄，具有调节全身气机的作用。如果一个人长期处于紧张焦虑的状态，会使肝气郁结，导致肝失疏泄，气机不畅。这种气机的阻滞不仅会影响肝脏本身的功能，还可能波及其他脏腑，最终形成肝气虚或肝阳虚。肝气虚表现为疲乏无力、情绪低落、食欲不振等症状，而肝阳虚则可能导致头晕、心悸等问题。

此外，中医还强调"五行相生相克"的理论，即五脏之间是相互联系、相互影响的。因此，肝的问题也可能引发心、脾、肺、肾等其他脏器的功能障碍。例如，肝气郁结可能会影响到脾胃的运化功能，导致消化不良；或者影响到心脏的神志功能，导致失眠、多梦等问题。

情绪波动

情绪的剧烈波动不仅会影响心理状态，还会对生理状态产生不良影响。长期的情绪不稳定，如抑郁、忧虑等，会损伤脾脏，导致脾胃功能减弱，运化失常，进而引发气血不足的情况。这种情绪波动引起的脾胃虚弱，常常表现为食欲不振、腹胀、便溏等症状。

在中医理论中，情志与五脏的关系十分密切。不同的情绪会影响不同的脏腑功能。例如，怒伤肝、喜伤心、忧伤脾、悲伤肺、恐伤肾。情绪的波动会通过神经和内分泌系统影响内脏功能。当一个人处于长期压力或负面情绪的状态下，身体为了应对这些情绪，会出现一系列应激反应。这些反应包括肾上腺素和皮质醇等激素的分泌增加，进而影响消化系统的功能。

具体来说，长期处于紧张和焦虑状态会导致自由神经系统失衡，从而引起胃肠道功能紊乱。肠胃蠕动减慢，胃酸分泌异常，最终导致消化不良。此外，负面情绪还会影响免疫系统，使身体对疾病的抵抗力下降，进一步加重脾胃虚弱的症状。

从现代医学的角度来看，情绪波动导致的消化系统问题，往往与脑－肠轴的功能失调有关。脑－肠轴是大脑与肠道之间的双向通信系统，它通过神经、内分泌和免疫途径将中枢神经系统与胃肠道联系起来。当一个人情绪波动时，大脑会通过这个轴向肠道发送信号，改变肠道的功能状态。例如，长期抑郁和焦虑会增加肠道的敏感性，导致腹痛、腹泻或便秘等症状。

另外，情绪波动还可能影响食欲调节激素的分泌，如胰岛素、瘦素和胃饥饿素。这些激素在调控食欲和能量平衡方面起着重要作用。当情绪波动时，这些激素的分泌可能受到干扰，导致食欲不振或过量进食，进一步加重脾胃负担，造成脾胃功能的持续减弱。

◑ 心理压力

在现代社会中，生活的节奏日益加快，工作压力也随之增大。这种高压的生活环境使得人们不得不频繁面对各种心理压力，这些压力不仅影响心理健康，还对身体健康产生深远影响。长期的心理压力会消耗身体的正气，使得脏腑功能逐渐下降，进而引发一系列健康问题。

心理状态与身体健康之间存在着密不可分的联系。长期的心理压力会导致情绪上的不稳定，例如焦虑、紧张和易怒等情绪问题。这些情绪问题不仅会影响人的日常生活和工作表现，还会对身体内部环境产生负面影响。长期处于精神紧张状态会导致身体内部的神经－内分泌－免疫系统的功能紊乱，从而削弱身体的抵抗力，使人更容易患病。

具体来说，长期的精神紧张和焦虑会使得心火亢盛，心阴受损，导致心气虚或心血虚。心火亢盛表现为心悸、失眠、多梦等症状，而心阴受损则表现为心烦、健忘、乏力等。心气虚会导致心脏功能减弱，表现为心慌、气短、乏力等；心血虚则会导致血液供应不足，表现为面色苍白、头晕、手足麻木等。这些问题如果不及时解决，会进一步影响其他脏腑的功能，如脾、肝、肾等，形成恶性循环。

心理压力还可能影响睡眠质量，使得身体无法得到充分的休息和恢复。睡眠对于人体健康至关重要，良好的睡眠可以帮助身体修复受损的细胞，恢复能量。然而，心理压力导致的失眠或睡眠质量下降，会使身体无法得到足够的休息，导致疲劳积累，免疫力下降，进一步加重身体的虚弱状态。长期睡眠不足还可能导致内分泌失调，增加患心血管疾病、糖尿病和肥胖的风险。

二、饮食失调

饮食不节

饮食是维持身体健康的重要因素之一，但如果饮食不节制，就会对身体造成伤害。过度饮食或暴饮暴食会加重脾胃负担，导致消化不良，进而损伤脾胃功能。长期如此，脾胃运化能力下降，无法将水谷精微转化为气血，最终形成脾胃虚弱。

脾胃被视为“后天之本”，它们在消化、吸收和运输养分方面起着关键作用。脾主运化，负责将食物中的精华物质转化为气血，并输送到全身各个部位。而胃则主受纳，负责接受和初步消化食物。两者相互协作，确保身体获得足够的营养和能量。

当人们过度饮食或暴饮暴食时，会超出脾胃的承受能力，导致食物滞留在胃肠道中，难以被有效消化吸收。这不仅会引发消化不良，还会造成胃肠功能的紊乱。长期处于这种状态，脾胃的功能会逐渐下降，无法有效地将食物转化为身体所需的气血。

脾胃虚弱是一种常见的中医病症，表现为食欲不振、腹胀、便溏、乏力等症状。这是因为脾胃运化能力减弱，无法将足够的营养输送到全身，导致身体的能量供应不足。此外，脾胃虚弱还可能引发其他健康问题，如免疫力下降、容易感冒、面色苍白等。

为了维护脾胃的健康，保持饮食有节制是非常重要的。建议定时定量进食，避免过量摄入食物。同时，选择易于消化的食物，减少对脾胃的负担。多食用富含纤维的蔬菜和水果，有助于促进肠道蠕动和消化功能。此外，合理搭配食物，确保获得均衡的营养也是关键。

除了饮食方面的注意，生活方式的调整也对脾胃健康至关重要。保持适度的运动可以增强脾胃功能，促进新陈代谢。避免长时间空腹或暴饮暴食，以减轻脾胃的压力。此外，良好的作息习惯和减少压力也有助于维持脾胃的正常运作。

营养不均

在现代社会，饮食结构不合理和营养摄入不均衡已成为导致虚证的重要原因。虚证的症状往往与饮食密切相关，尤其是当个体长期偏食、挑食，或过度摄入高脂肪、高糖分食物，而忽略蔬菜水果等富含维生素和矿物质的食物时，营养不良便悄然而至，进而影响身体健康。

首先，我们要明确饮食结构的重要性。一个均衡的饮食应包含五大类食物：谷物、蔬菜、水果、肉类和乳制品。每一类食物都承载着特定的营养成分，如谷物提供碳水化合物，蔬菜和水果富含膳食纤维及维生素，肉类和乳制品则是优质蛋白质和钙质的重要来源。当饮食结构失衡时，比如长期偏食某一种食物，或者对某些食物类别完全排斥，就会导致身体无法获得全面的营养，进而影响正常的生理功能。

其次，营养摄入不均衡对健康的影响是深远的。以高脂肪、高糖分食物为例，这类食物虽然能提供短暂的能量补充，但长期过量摄入却会引发一系列健康问题。一方面，它们可能导致肥胖、高血压、糖尿病等慢性疾病；另一方面，这些食物往往缺乏必要的维生素和矿物质，使得身体无法维持正常的代谢和修复功能，从而引发虚证。

此外，忽视蔬菜水果等富含维生素和矿物质的食物也是导致虚证的重要因素。蔬菜和水果是天然的维生素和矿物质宝库，它们对于增强免疫力、促进新陈代谢、维持酸碱平衡等方面都具有不可替代的作用。当饮食中缺乏这些食物时，身体就无法获得足够的营养支持，导致气血不足，表现为乏力、头晕、面色苍白等症状。

饮食生冷

过多摄入生冷食物会损伤脾胃的阳气，导致脾胃功能减弱。尤其是在夏季，人们喜欢食用冷饮、冰镇水果等生冷食物，这会直接影响脾胃的运化功能，导致寒湿内生。久而久之，脾胃功能日益减弱，形成脾胃虚寒的证候。

中医理论认为，脾胃为后天之本，是人体气血生化之源。脾胃的功能正常与否直接关系到人体的健康状态。脾主运化水谷精微，将其转化为气血，以营养全身。而胃主受纳和腐熟水谷，通过消化作用使食物转化为人体所需的营养物质。因此，脾胃功能的强弱对整体健康至关重要。

生冷食物的性质偏寒凉，过多摄入此类食物会使寒气侵入体内，首先影响脾胃的阳气。脾胃之阳气如同体内的温煦之源，能够推动和维持脾胃的正常运化功能。当寒气侵入体内，脾胃的阳气被消耗或受损，导致脾胃功能减弱，无法有效地运化和消化吸收食物。这不仅影响营养的摄取，还会导致各种消化不良的症状，如腹胀、腹痛、腹泻等。

此外，生冷食物在消化过程中需要更多的能量来加热和分解，这无形中增加了脾胃的负担。尤其是在炎热的夏季，人体为了散热已经消耗了大量阳气，此时若再过多摄入冷饮、冰镇水果等生冷食物，会使脾胃处于疲劳状态，进一步削弱其功能。长期如此，脾胃虚寒便会逐渐形成。

脾胃虚寒主要表现为食欲不振、脘腹冷痛、恶心呕吐、四肢不温等症状。由于脾胃运化功能减弱，寒湿内生，患者可能会出现水肿、腹泻、乏力、精神不振等一系列健康问题。此外，脾胃虚寒还会影响其他脏腑的功能，如肺、肝、肾等，从而导致整体健康状况的下降。

为了避免脾胃虚寒的发生，建议在日常饮食中适度控制生冷食物的摄入量。尤其是在夏季，虽然天气炎热，但应避免过度依赖冷饮和冰镇水果来降温。可以选择一些温和的食物来消暑养胃，如温水、热茶、适量的新鲜水果等。此外，还可以通过调节作息、适当运动来增强脾胃功能，提高身体的抵抗力。

对于已经出现脾胃虚寒症状的患者，可以通过适当的中药调理来改善体质。例如，常用的中药如干姜、人参、白术等都具有温中散寒、补气健脾的功效。不过，具体用药方案应在专业中医师的指导下进行，以确保安全和疗效。

三、劳逸失度

体力过劳

在现代社会中，体力劳动仍然是许多行业和职业不可或缺的一部分。然而，过度的体力劳动会消耗大量的体能，损伤肌肉和筋骨。长期从事高强度的体力劳动，会使身体的元气逐渐消耗，最终导致气血不足。这种情况下，人体的抵抗力下降，容易受到外邪侵袭，进一步加重虚弱状态。

体力劳动通常伴随着高强度的身体活动和持久的力量输出。这种持续性的负荷不仅会消耗大量的能量，还会对肌肉组织造成损伤。肌肉在高强度使用后，需要足够的时间来恢复和修复。如果没有足够的休息和恢复时间，肌肉纤维就会持续处于疲劳状态，导致肌肉力量和功能的下降。此外，长期高强度的体力劳动还可能引发肌肉拉伤、肌腱炎等运动损伤，进一步影响身体的整体健康。

过度体力劳动不仅对肌肉系统有负面影响，对骨骼系统也是一种负担。骨骼是支撑我们身体的重要结构，而长时间的体力劳动会增加骨骼的机械负荷，可能导致骨质疏松和关节炎等问题。骨质疏松会使骨骼变得脆弱，容易发生骨折，而关节炎则会导致关节疼痛和活动受限。这些骨骼问题不仅会影响工作效率，还会降低生活质量。

从中医角度来看，过度体力劳动会消耗体内的元气。元气是人体生命活动的基础，是维持身体健康的重要因素。长期从事高强度的体力劳动，会使得身体的元气逐渐消耗，最终导致气血不足。气血是中医理论中重要的健康指标，气的充足与否直接影响着脏腑功能和身体的整体状态。当气血不足时，人体的抵抗力会显著下降，容易受到外邪的侵袭。

外邪是指外界的致病因素，如风、寒、暑、湿、燥、火等。当人体气血充足时，抵抗力较强，可以有效抵御外邪的入侵。但是，当气血不足时，身体的防御能力减弱，外邪就容易侵入体内，导致各种疾病的发生。例如，风寒感冒、风湿性关节炎等疾病都与外邪侵袭有关。这不仅会加重身体的虚弱状态，还会使人陷入一个恶性循环，难以恢复健康。

除了对身体的直接损伤，过度体力劳动还会间接影响心理健康。长期从事高强度的体力劳动，会使人感到极度疲劳和倦怠，容易引发焦虑、抑郁等心理问题。心理健康的恶化会进一步影响身体的免疫功能和整体健康状况，形成一个身心互相影响的循环。

脑力过劳

在现代社会中，脑力劳动已经成为许多人日常工作的重要组成部分。然而，脑力劳动也需要消耗大量的能量和精力，尤其是当这种劳动模式涉及高强度的工作、熬夜加班以及长时间使用电脑时。这些行为无疑会对人的心脾造成损伤。

根据中医理论，“心主血脉，脾主运化”，这两个器官在人体内起着至关重要的作用。心负责推动血液运行，滋养全身；而脾则负责消化吸收食物中的营养，转化为人体所需的气血。当一个人长时间进行脑力劳动，尤其是频繁熬夜和过度使用电脑时，会极大地耗费心血和脾气，导致心脾受损。

熬夜工作和长时间使用电脑的生活习惯会直接导致睡眠质量下降。充足的睡眠对于心脏和脾脏的修复至关重要，而这些器官在夜间得不到有效休息，长期如此会使得心脏负担加重，影响其正常功能。此外，睡眠质量差还会使消化系统的功能减弱，进一步影响脾的运化能力。

脑力劳动过程中，人往往会处于高度紧张的状态，这不仅会消耗大量的精神力量，还会增加身体的能量消耗。中医认为，思虑过多会伤及心血，使心脏的负担加重。与此同时，长时间的精神紧张还会导致食欲下降，脾胃的消化吸收功能随之减弱，最终可能导致脾虚。

从生理机制来看，长时间使用电脑会产生大量的电磁辐射，这些辐射虽然在安全范围内，但长期接触可能对人体产生负面影响。电磁辐射对细胞的影响可能会加剧身体各系统的负担，包括心脾系统。此外，长期久坐不动也会影响全身的血液循环，使得心脏需要更加努力地推动血液流动，以保证身体各部分的供血。

在饮食方面，不规律的饮食习惯也是脑力劳动者常见的问题。很多人在工作时忽视了饮食的重要性，经常随便应付了事或者依赖高糖、高脂肪的快餐，这样的饮食习惯不仅不利于心脏和脾脏的健康，还会导致营养摄入不平衡，进一步影响气血的生成。

房劳过度

在中国传统的医学理论中，肾是人体最重要的器官之一，承担着调节身体各方面功能的作用。肾虚一般指肾的精气不足，这个精气是生命活动的基本物质，包括先天之精和后天之精。房事过度会损伤肾精，导致肾亏。肾藏精，主骨生髓，房劳过度不仅会消耗肾精，还会影响骨髓的生成和发育，导致肾虚。

肾在中医理论中被认为是人体的先天之本，它不仅负责储存和调节生殖及生长所需的精微物质（肾精），还掌管着骨骼的强健和骨髓的生成。肾精充足时，骨骼得以强健，骨髓充满；反之，肾精亏损则可能导致骨骼脆弱，生长发育受阻。此外，肾还负责调节水液代谢，维持体内水平衡，以及参与呼吸功能的调节，显示出其在维系生命活动中的多重作用。

房事过度会消耗大量的肾精，导致肾亏。肾亏是指由于肾精不足而导致的一系列病理变化，包括腰膝酸软、精神疲惫、记忆力减退等症状。这些症状反映了肾亏对整个身体健康的影响。

首先，房事过度会直接消耗肾精。肾精是人体生命活动的基本物质，包括先天之精和后天之精。先天之精来自父母，是构成人体胚胎的原始物质；后天之精则由脾胃运化水谷精微而生成。肾精充足时，能够滋养全身，使人体保持健康状态。然而，房事过度会大量消耗肾精，导致肾亏。肾亏一旦形成，会影响到其他脏腑的功能，进而影响到整个身体的健康。

其次，肾亏会影响骨髓的生成和发育。肾主骨生髓，肾精充足则骨髓充盈，骨骼强健；肾精亏损则骨髓空虚，骨骼脆弱。房事过度导致的肾亏会影响骨髓的生成和发育，进而影响到骨骼的健康。长期如此，可能会导致骨质疏松、骨折等问题。

此外，肾亏还会影响水液代谢。肾具有调节水液代谢的作用，通过肾阳的气化功能将体内的水液化为气排出体外。当肾亏时，这一功能会受到影响，导致水液代谢失调，出现水肿、尿少等问题。同时，肾亏还会影响呼吸功能。肾具有纳气的作用，能够调节呼吸功能。当肾亏时，这一功能会受到影响，从而出现呼吸困难、气短等症状。

四、综合因素

多因素交织

在实际生活中，虚证的形成往往是多种因素共同作用的结果。例如，一个人可能同时存在饮食失调、情绪波动和体力过劳等情况。这些因素相互作用，相互影响，使得虚证的表现更为复杂和多样。因此，在治疗虚证时，需要综合考虑各种因素，进行全面调理。

在治疗虚证时，中医强调辨证施治，即根据患者的具体症状和体质，制定个性化的治疗方案。例如，对于脾胃虚弱的患者，可以通过健脾益胃的药物进行治疗；对于肝气郁结的患者，则可以通过疏肝解郁的方法来调理。此外，中医还注重整体调理，即不仅仅针对病变部位进行治疗，还会考虑到患者的整体状况，通过调整饮食、生活习惯等方面来达到治疗的目的。

个体差异

不同个体的体质和生活习惯不同，对虚证的易感性也不同。有些人先天体质较弱，容易受到情志因素的影响；而另一些人则可能由于后天的不良生活习惯导致虚证。因此，在预防和治疗虚证时，需要根据个体的实际情况进行辨证施治。

不内外因

不内外因，是中医理论中用来描述那些隐藏在日常生活之中、不易被察觉却对健康产生深远影响的因素。这些因素如同潜藏的暗流，悄无声息地侵蚀着人体的正气，为各种疾病的发生埋下伏笔。它们不同于外感六淫（风、寒、暑、湿、燥、火）等直观的外部环境因素，也不同于内生五邪（喜、怒、忧、思、恐）等直接源自内心情绪的因素，而是介于两者之间，更为隐蔽且复杂。

进一步分析，我们可以发现以下几个关键点：

作息紊乱：夜间是人体自我修复、养精蓄锐的关键时期，然而，熬夜、晚睡晚起等不良作息习惯却让这份宝贵的时间白白流逝。长此以往，人体的生物钟会被打乱，内分泌系统也会因此失衡，进而影响到全身各个系统的正常运作。这种状态下，正气难以得到充分的恢复与补充，自然会逐渐亏损。

饮食失衡：现代人生活节奏快，很多人饮食无规律，常暴饮暴食或过度节食。这些都会导致脾胃功能的损伤，使消化和吸收能力下降，从而引起营养不良，导致气血不足。

缺乏运动：运动不足已成为现代生活的常态。缺乏运动会使机体的代谢减慢，各系统功能减弱，特别是心肺功能和胃肠蠕动。长时间如此，必然导致全身气血运行不畅，形成虚弱状态。

睡眠不足：长期的睡眠不足或睡眠质量差，会使人感到疲惫不堪，精神状态不佳。睡眠是人体恢复和调整的重要途径，若长期缺乏高质量的睡眠，必然会影响到心脾等脏腑功能，导致气血亏虚。

环境污染：现代社会工业化程度高，环境污染问题日益严重。空气污染、水质污染、噪声污染等对人体健康有潜在的负面影响，这些因素会通过呼吸、饮食等途径侵入人体，慢慢消耗正气，导致虚证的形成。

药物副作用：长期服用某些药物，尤其是滥用抗生素、激素类药物，会扰乱人体的阴阳平衡。此外，某些药物本身带有毒性，长期使用会损害内脏功能，导致正气亏损。

综上所述，不内外因在虚证的形成中扮演着重要角色。虽然这些因素不如外感六淫和情志失调那样显著，但它们对正气的损伤是潜移默化且持续不断的。因此，我们在预防和治疗虚证时，不仅要关注明显的致病因素，更应重视那些潜在的、不易察觉的不内外因。

在中医临床实践中，针对虚证的治疗强调整体调理，旨在补益正气，增强体质，提高机体的自愈能力。具体的治疗方法包括中药调理、针灸、推拿、食疗等。同时，中医还强调生活方式的调整，如合理饮食、适量运动、保证充足睡眠、调节情绪等，以减少不内外因对身体的影响。

第二部分

各　论

第五章　心虚论

心气虚

心气虚指心气不足、功能减退，引起的运血无力、心律失常，以及心悸气短、神疲乏力、自汗、面白舌淡、脉虚等为常见症的证候。严重时，可能会导致功能障碍、器质性疾病等后果。如果心脏长时间失去滋养，可能会导致心脏器质性疾病，例如冠心病、心肌病、心律失常、风湿病等。心气虚多因先天禀赋不足，年老体衰，久病或者是劳心过度而引起。

表现：胸闷、气短、心悸、面色淡白无华、身体乏力、少气懒言、脱发、肥胖、月经不调等，部分患者可能会出现心悸、心律失常、胸痛、心绞痛等症状。舌质淡而胖大，边尖多见齿痕，脉象虚软无力。

治疗方法：补心气、养心血、安心神。食补：桂圆肉、花生、大枣等。

药补：人参、黄芪、党参、太子参、丹参、麦冬、当归、合欢花、甘草、酸枣仁、柏子仁等。

常用中成药：补中益气丸、柏子养心丸、天王补心丹等。

实用药膳方：

化痰散结汤加减

【原料组成】八月札、山药、白术各16克，茯苓18克，西洋参13克，黄芪、薏苡仁、白花蛇舌草、瓜蒌各28克。

【用量用法】水煎服，每日1剂，每日分3次服。

【主治功效】扶正健脾益气、解毒化痰散结。适用于肺癌。

【方义简释】方中的黄芪乃补气药主药，既可内补脏腑之气，又能益气固表；茯苓、白术善健脾和胃，益气补中，营运中州，诸脏得利，气虚得补；西洋参性凉而补；薏苡仁，甘平味淡入中焦；山药则味甘归脾，色白入肺，能滋润血脉，补气和中，固摄气化；瓜蒌、白花蛇舌草解毒清热散结；八月札既能理气散结，又能抗癌。诸药合力，共奏益气健脾、解毒清热、散结化痰之效。

心阳虚

心阳虚通常指心中阳气不足，温煦、推动、兴奋等作用减退，从而引起虚寒内生的一种病理变化。心阳不足多由心气不足病情发展严重而来，另外，先天禀赋不足、生活环境湿寒或体内湿痰阻滞或长期情绪不稳定、思虑过度、精神紧张等因素也会导致心阳虚。

阳虚时，气血失于温养，导致行血无力、心脏搏动无力等，可出现神情倦怠、心悸胸闷、气短等症状。一般心阳虚都是虚证，如果进一步发展，会出现大汗淋漓、四肢厥冷无力等症状，即心阳暴脱（类似于心梗或心衰的症状）。所以心阳虚是心阳暴脱的前期，需要引起重视。

表现：畏寒喜暖、面色苍白、心胸憋闷、心胸刺痛、脉涩、精神萎靡、反应迟钝、懒言低语、迷蒙多睡等症状。舌质紫暗而胖嫩，脉弱。

治疗方法：益气温阳、温补肾阳、温中健脾。

食补：羊肉、猪心、大枣、桂圆、肉桂等。

药补：人参、黄芪、肉桂、甘草、生姜、薤（xiè）白等。

常用中成药：柏子养心丸、心宝丸、参松养心胶囊等。

实用药膳方：

还少丹

【原料组成】山茱萸、茯苓、杜仲（姜汁炒）、肉苁蓉（酒浸）、楮实（酒蒸）、小茴香、石菖蒲、巴戟天（酒浸）、远志、五味子各30克，山药、牛膝（酒浸）各45克，枸杞子、熟地黄、大枣各15克。

【用量用法】加大枣，炼蜜为丸，如梧桐子大。每次10克，淡盐汤送服，每日2次。

【主治功效】补肾养心，益阴壮阳。

【方义简释】方中的熟地黄、枸杞子、楮实、山药补益肝肾，滋养肾精；巴戟天、肉苁蓉、小茴香温补肾阳，共为君药。山茱萸、五味子补肾固精；杜仲、牛膝补肝肾、强筋骨，为臣药。茯苓、远志、石菖蒲、大枣安神益智，为佐药。诸药合用，共奏补肾养心、益阴壮阳之功。

心阴虚

心阴虚是指心脏阴液不足，心失所养，虚热内扰的一种虚热证候，多由于思虑劳神太过暗耗心阴津液，或由于火邪内炽，久而伤及阴液所致。心阴虚损除了有常见的心血虚症状以外，还会有唇面红赤，盗汗、心悸、口舌生疮等症状。可以通过按摩神门穴、太溪穴、阴陵泉穴、内关穴等穴位进行调理，来辅助缓解心阴虚的症状。

表现：五心烦热，唇面红赤，盗汗、心悸、口舌生疮、小便黄热短少等。

治疗方法：滋阴清热，宁心安神。

食补：桑葚、莲子、枸杞子、百合、阿胶、蜂蜜、大枣、银耳、红豆、冬瓜等。

药补：百合、玉竹、墨旱莲、天冬、何首乌、女贞子、枸杞子、栀子等。

常用中成药：天王补心丸、朱砂安神丸等。

实用药膳方：

三黄桂甲汤

【原料组成】生黄芪30~50克，生大黄9~15克，生地黄20~25克，肉桂3~6克，穿山甲（鳖甲替代）6~10克。

【用量用法】将上药加水煎2次分服，每日1剂。对肾气亏虚者，宜加菟丝子、覆盆子、山茱萸、枸杞子各10克；对脾虚气陷者，须加用党参20克，白术15克，升麻、柴胡各6克；对气滞血瘀者，可加王不留行、赤芍各10克，琥珀（研末冲服）5克；对湿热下注者，可加黄柏

10克，滑石、车前子各30克。

【主治功效】益气活血，养阴清热。

【方义简释】方中的生黄芪补气固表、益气生津；生大黄有助于清热泻火、解毒泄积；生地黄滋阴清热、补肾养血；肉桂辛温通经、活血祛瘀，常用于调经活血、温经散寒；穿山甲（鳖甲替代）活血祛瘀、通经止痛，有助于改善经血不畅、疼痛等症状。

心血虚

心神需要心血来濡养，心血不足，心神就会慌乱。心血虚指的是心脏所需的营养血液不足，或者心脏血液的养分和供给不足而导致的病理状态。

心血虚多见于思虑太过，久病体弱，脾运不健或大量失血的人。对于精神内耗引发的心血虚，可以用归脾汤来调补，该方由人参、当归、木香、黄芪、白术、远志、桂圆肉、酸枣仁等药组成，该方中，人参、白术和黄芪组合，可以大补元气；木香有疏通气机，调理气郁的作用；当归和桂圆肉有助于补心血。心血不足不仅要补血，还需要气的推动，才能运行起来，从而改善身体的虚证。

表现：轻症的心血虚常表现为体力或精神状态不佳，稍运动或干体力活就感到心慌、气短。较为严重的心血虚症状则表现为面色苍白、四肢乏力、精神倦怠、心悸、心神不宁、失眠、健忘、舌质淡白、脉象细数等。

治疗方法：养血宁心，益气扶脾。

食补：猪心、大枣、桂圆、山药、核桃、红豆、黑芝麻。

药补：当归、酸枣仁、阿胶、桂圆肉、柏子仁、五味子、大枣、人参、白术等。

常用中成药：归脾丸、朱砂安神丸等。

实用药膳方：

归脾汤

【原料组成】白术、茯神、黄芪、龙眼肉、酸枣仁各18克，人参、木香各9克，炙甘草6克，当归、炙远志各3克。

【用量用法】加生姜6克，大枣1枚，水煎服，每日1剂。

【主治功效】益气补血，健脾养心。

【方义简释】方中的黄芪补脾益气；龙眼肉补脾气，养心血，共为君药。人参、白术助君药补气；当归助君药养血，均为臣药。茯神、酸枣仁、炙远志宁心安神；木香理气醒脾，皆为佐药。姜枣合用补脾和胃，炙甘草益气补中，并调和诸药而为使药。

心阴心阳两虚

心阴心阳两虚指的是心脏的阴阳两方面都不足，导致心脏功能失调的一种病理状态。

心阴心阳两虚的症状多见于心悸不安，胸闷气短，手足心热，口干舌燥，面色苍白，畏寒肢冷，神疲乏力，失眠多梦以及舌质淡红，脉象细弱或结代。

表现：久病不愈，耗伤阴液，过度劳累，损伤心气，情绪压抑，心神失养，饮食不节，损伤脾胃。

治疗方法：益气养血，阴阳双补，常用的中药方剂有炙甘草汤、金匮肾气丸等。针灸治疗，可取足三里、关元、气海等穴位。

食补：选择具有养心安神、温阳滋阴的食物，常用食物包括黑芝麻、山药、核桃、红枣、桂圆等。

药补：常用的中药有人参、麦冬、五味子、肉桂、熟地黄等。

实用药膳方：

桃红四物汤

【原料组成】桃仁、当归各9克，熟地黄15克，白芍10克，红花、川芎各6克。

【用量用法】水煎服，每日1剂。

【主治功效】养血活血，祛瘀止痛。

【方义简释】方中的桃仁、红花活血化瘀，行气止痛；熟地黄滋阴养血；当归补血养肝，和血调经；白芍养血柔肝；川芎行气活血。诸药相合，活血而不伤血，化瘀而不伤正。

解癃汤

【原料组成】刘寄奴、黄芪各30克，桃仁、山茱萸各10克，熟地黄、山药、石韦各15克，蝼蛄、沉香各7克，甘草梢5克。

【用量用法】上药加水煎2次，滤汁，分2次口服，每日1剂。患者湿热显著，宜加用鱼腥草、车前子、黄柏；出现肾阳虚，宜加入淫羊藿、肉桂；伴有大便干结者，可加酒大黄等同煎。

【主治功效】补肾益气，活血化瘀。

【方义简释】方中的刘寄奴、黄芪补益气虚，健脾和胃；桃仁、山茱萸活血化瘀，行气通络；熟地黄、山药、石韦滋阴养血，益肾健脾；蝼蛄、沉香行气化痰，祛湿利尿；甘草梢有助于平衡方剂的药性，增强方剂的整体疗效。

第六章 肝虚论

肝气虚

肝气虚是中医学中的一个概念，指的是肝脏的气机失调，导致身体出现一系列症状。

表现：常感到精神不振，容易疲劳，稍微活动或运动后就会感到乏力，肝气不足可能影响大脑的功能，导致思维不清晰，反应迟钝。肝气虚导致气血运行不畅，面色可能呈现萎黄无光泽的状态。肝气虚，肝脏疏泄无力，人就会出现胁肋闷或坠胀的感觉。肝气虚可能影响情绪调节，患者可能出现情绪不稳定或胆小惊惧感。

原因：长期精神压力大、熬夜、饮食不健康、易怒等，可导致肝阳不足，进而出现肝气虚的病理状态。长期劳累，劳伤肝气，肝气不足，目酸而易疲劳；气不上行，津液不能布散头面，则口干面燥；气不载血上行，则脑部缺血，头目昏花，视物模糊，思维不清，面色萎黄。

治疗方法：治疗肝气虚需要补益肝气，调理气机，也可以通过调理脾胃、补益肝肾等方法辅助治疗。患者可以遵医嘱使用补中益气丸、十全大补丸、附子理中丸等中成药进行治疗 。

食补：动物的肝脏、红枣、桂圆、山药、大豆等。

药补：当归、熟地、白芍、川芎、枸杞子、阿胶、龟板胶、知母、黄芪、党参、山萸肉、续断、菟丝子、肉苁蓉等。

常用中成药：补中益气丸、香砂六君子丸、逍遥丸等。

实用药膳方：

祛障明目汤

【原料组成】熟地黄、云苓、党参、炒山药各15克，枸杞子、当归、女贞子、沙苑子、白芍、菊花、黄精、制首乌各12克，川芎9克，红花、车前子、神曲、夏枯草各10克，陈皮6克。

【用量用法】水煎，每日1剂，早、晚饭后2次分服。

【主治功效】滋补肝肾，平肝明目。

【方义简释】方中的沙苑子、枸杞子、女贞子、熟地黄、白芍、当归、制首乌滋补肝肾，育阴养血；党参、黄精、云苓、炒山药、神曲、陈皮补中益气，健脾和胃，使精血充足，肝气条达，疏泄畅通；菊花、夏枯草、车前子清泄肝胆郁热，畅利气机之运行，升清降浊，平肝明目；红花、川芎活血通经。全方共奏祛障明目之功效。

肝血虚

肝主疏泄，贮藏血液于体内，肝血充足与否对身体的正常功能和健康有着重要影响。肝血虚通常是由于肾精亏虚、精血不足，或脾胃虚弱化源不足，以及长期疾病耗伤阴虚等原因，导致肝脏失去足够的血液养分，从而引发一系列身体和情绪上的症状。

表现： 肢体麻木、爪甲干枯脆薄、视物模糊、面色舌色淡白等症状，同时也可能伴有情绪不稳定、易怒、易激惹等精神层面的问题。

原因： 外伤引起大出血、女性长期月经崩漏、长期被慢性病耗损体内精血等人群。肾精亏损不足以及脾和心脏的功能受损，也可能会导致营血化生不足，诱发肝血虚的症状。

治疗方法： 养血安神，滋阴养肝。

食补： 动物的肝脏、红枣、桂圆等。

药补： 当归、熟地、白芍、川芎、枸杞子、阿胶、龟板胶、知母等。

常用中成药： 白芝颗粒、补肝丸等。

实用药膳方：

益肾养肝饮

【原料组成】淫羊藿、墨旱莲各28克，枸杞子、仙茅、制首乌、当归、生地黄、熟地黄、桑叶、白芍、茯苓各16克，白芷8克，菟丝子18克，白附子6克。

【用量用法】水煎服，每日1剂，每日2次，早晚各服1次。

【主治功效】化瘀祛风，益肾养肝，增白消斑。适用于黄褐斑。

【方义简释】方中的墨旱莲、枸杞子、仙茅、菟丝子、淫羊藿补肾益气；制首乌、当归、生地黄、熟地黄、白芍滋阴养肝补血；白芷、桑叶、白附子祛风散斑，引药上行；茯苓和胃健脾，以免诸药伤脾。诸药合用，共奏益肾养肝、化瘀祛风、增白消斑之功。

肝阴虚

肝阴指的是肝的阴血和阴液，是肝的滋养、宁静、柔润的一面，并能制约过亢的肝阳。

肝脏阴虚，即肝脏阴精不足或失衡的状态。当肝阴不足时，肝脏的正常功能受到影响，导致情绪不稳、易怒、易激动等现象。这是因为肝脏无法顺畅地调节情志和气机，可能会导致内心产生火热的感觉。肝阴虚多见于肝炎、肝硬化、肝癌等疾病患者和长期压力较大的人。

肝阴虚通常会伴随肝阳上升过盛、阴虚无法抑制阳的情况，或者气滞血瘀等问题。这种情况常常混合了虚弱和实证，因此治疗时需要根据具体情况进行精确的辨证施治。

表现：胁肋隐隐灼痛，在生气或劳累时痛感加重；烦躁异常，入睡困难；头晕耳鸣，两目干涩，视力减退；面部烘热或颧红，口燥咽干；五心烦热，潮热盗汗等。舌象及脉象：舌头看起来小而红，或者舌体两侧有瘀斑，舌苔黄而少津，或者舌苔剥落。脉搏感觉细弱而稍快。

治疗原则：滋阴清热，活血调肝。

食补：山药、葡萄干、桑葚、黑芝麻、香菇、乌鸡、猪肝、鳗鱼、核桃、黑木耳等。

药补：甘草、鹿茸、枸杞、女贞子、当归等。

常用中成药：左归丸、六味地黄丸等。

实用药膳方：

滋液润燥汤

【原料组成】生地黄汁80毫升，百合14克，麦冬168克，半夏24克，人参9克，粳米18克，大枣12枚，炙甘草6克，苍耳子8克，辛夷16克，白芷28克，薄荷2克。

【用量用法】用水浸泡方药约30分钟，然后用武火煎药至沸腾，再以文火煎煮30分钟，薄荷、辛夷后下煎煮20分钟。温服，每日分3次服用。

【主治功效】通达鼻窍，滋阴润燥。适用于单纯性鼻炎、萎缩性鼻炎。

【方义简释】方中的百合滋阴清热；生地黄凉血清热，生津养阴；重用麦冬养阴生津，滋液润燥；人参生津益气；半夏开胃行津，调畅气机，降肺止逆，并制约滋补药壅滞；苍耳子、辛夷、白芷辛温透达，芳香开窍；薄荷性味辛凉通窍，兼防辛温药伤津；粳米、大枣补脾益胃，化生阴津；炙甘草益气缓急。

肝阳虚

肝阳虚是指肝脏的阳气不足而导致的一系列症状。在中医理论中，肝阳虚与肝气不足有关，可能导致身体的温煦功能减弱，进而出现不适。

表现：肝阳虚的人常常感到手脚冰凉，身体怕冷。由于阳气不足，面部血液循环不佳，面色可能显得苍白无华。此外，阳气不足还可能导致头部供血不足，引起头晕和视力模糊。腰腿无力，活动不便也是常见症状。患者还可能出现性欲减退、阳痿、月经不调等症状。在情绪方面，肝阳虚常常导致抑郁，并使人容易感到恐惧和焦虑。

原因：长期饮食不规律或过量，会损伤脾胃，进而影响肝脏阳气。长期的劳累也会消耗体内的阳气，导致肝阳虚。此外，慢性疾病的影响也会消耗体内阳气，加重肝阳虚的情况。随着年龄的增长，身体的阳气自然衰退，会进一步加剧这一问题。

治疗方法：服用一些温阳补肝的中成药或方剂，如六味地黄丸、金匮肾气丸、逍遥散等。针灸治疗肝阳虚也有一定的疗效，常用的穴位包括太冲、期门、肝俞等。保持充足的睡眠、均衡的饮食、适当的运动、减少压力等，有助于改善肝阳虚的症状。避免损害肝脏的因素，包括控制饮酒量和谨慎使用药物，防止滥用等。

食补：可以选择一些温补性质的食物，如羊肉、鸡肉、牛肉等；还可以选择一些辛温发散的食物，如生姜、葱、大蒜等，有助于促进体内阳气的生发。

药补：温阳药物，如肉桂、川椒、肉苁蓉、锁阳、淫羊藿、鹿茸、巴戟天等；补气药物，如黄芪、党参、白术等，有助于增强机体的抵抗力和免疫力。

常用中成药：理中丸、右归丸、黄芪建中丸等。

实用药膳方：

养血填精汤

【原料组成】当归、熟地黄、白芷、刺蒺藜、墨旱莲、乌梅、女贞子、鸡血藤、何首乌各16克，红花、炙甘草各6克，补骨脂、菟丝子各28克，桃仁8克。

【用量用法】此方可作汤剂煎服，亦可作散、丸剂服用。如作汤剂煎服，每日服2次（早晚服），每次200毫升。此方为成人剂量，儿童酌情减量。配合外用补骨脂醋浸剂：补骨脂50克，菟丝子、白芷各28克，肉桂16克，制成粗粉状，加入黑米醋1000毫升，浸泡7日后，取液外搽皮损处，搽后照射日光5～10分钟，效果更佳，每日1～2次。每2周观察（测量）一次皮损大小范围。

【主治功效】活血消斑，滋补肝肾。适用于白癜风。

【方义简释】方中的补骨脂、菟丝子、何首乌、鸡血藤、墨旱莲、女贞子具有补肝益肾、养血填精、活血消斑之功效；熟地黄、当归、炙甘草补血益气，祛瘀通络；白芷、刺蒺藜祛风活血，通络消斑；桃仁、红花活血化瘀消斑；乌梅酸平入肝，消斑解毒，疏肝理气，直达皮损部位。

水不涵木浮阳上越

水不涵木是中医的一个病机概念，指的是肾阴虚不能滋养肝木，导致肝阴不足，虚风内动的情况。在五行理论中，肾属水，肝属木，水能生木，当肾水不足时，肝木得不到滋养，就会出现一系列的问题。

表现：低热可能是由于阴虚生内热所引起的。常见症状包括眩晕、耳鸣、耳聋是由于肾精不足无法滋养耳目所导致。此外，肾阴虚也可能引起腰膝酸软，男子可能出现遗精。口干咽燥则是因为阴虚内热导致津液不足。手足的蠕动或抽搐则是阴虚风动所致，可能表现为肌肉不自主的抽动。

治疗方法：滋养肾阴，使用能够滋补肾阴的药物，如熟地黄、山药、山萸肉等；平肝息风，使用能够平肝息风的药物，如钩藤、菊花、白芍等；调和阴阳，通过调和阴阳平衡，达到治疗的目的。

食补：黑色食物，如黑芝麻、黑豆等，中医认为黑色入肾，可以滋补肾阴；富含水分的食物，如梨、西瓜等，可以补充津液。

药补：熟地黄、山药、山萸肉滋补肾阴，钩藤、菊花、白芍平肝息风。

常用中成药：六味地黄丸、麦味地黄丸等。

实用药膳方：

益肾壮阳汤

【原料组成】黄芪、熟地黄各16克，党参、巴戟天、仙茅、淫羊藿、黄柏各7克，虎杖、六月雪、狼巴草各28克。

【用量用法】水煎服，每日1剂，每日2次。

【主治功效】壮阳益肾，解毒清热。适用于腰酸畏寒，神疲乏力，大便溏薄，食欲不振，苔薄白，脉沉细及乙型肝炎病毒抗原长期阳性者。

【方义简释】方中的黄芪、党参、熟地黄、巴戟天、仙茅、淫羊藿温肾益气壮阳；六月雪、狼巴草、虎杖、黄柏清热解毒，腹泻可加入香连丸解毒理气。诸药协用，可益肾脏精气，泻相火邪毒，而使乙肝病毒抗原转阴。

第七章 脾胃虚论

胃津虚

胃津，即胃的津液，同胃阴。胃津和胃阳相对而言，它们共同协作，维持正常的消化吸收功能，尤其是对于谷物的消化吸收有重要作用。

胃津虚即胃津液不足，一般由外感热病与内伤发热或由于郁怒伤肝导致肝郁化火，或嗜食肥甘、辛辣等食物等原因造成。胃津虚通常症状较轻，短期调理可缓解。

表现：口渴干燥、大便干燥、腹部不适、食欲减退、口苦口臭、胃中嘈杂不舒、口渴咽干、舌红少津、脉象细数等。

治疗方法：补益胃阴、滋润胃肠。

食补：西瓜、梨、苹果、芝麻、糯米、枸杞子等。

药补：沙参、麦冬、石斛、熟地黄等。

常用中成药：清胃黄连丸、琼玉膏等。

实用药膳方：

清热解毒汤

【原料组成】黄柏、秦皮各11克，白头翁16克，黄连6克。

【用量用法】水煎服。上药四味，以水7升，煮取2升，去滓，温服1升。不愈再服1升。

【主治功效】凉血止痢，清热解毒。适用于热毒痢疾。

【方义简释】本方所用苦寒之白头翁，善清胃肠道中的热毒和湿热，是治疗热毒血痢之要药，为主药。黄连、黄柏性苦寒，解毒泻火，燥湿治痢，为佐药。秦皮苦涩而寒，清热燥湿，又兼有收涩止痢之功，为辅药。四药合用，共奏解毒清热、凉血止痢之功。

脾胃阴虚

脾胃阴虚兼有脾阴虚和胃阴虚，症状比胃津虚症状更严重。

脾胃被视为后天之本，它负责人体各部位的营养供应和濡养，而这些营养物质完全依靠脾气的散精输布功能提供。如果胃阴不足，或者脾气虚弱无法运转，阳气损伤及阴精不足，又或者饮食营养不良，劳倦过度或久病体虚等原因都可能导致脾气无法有效地分发精气，从而引发相关的健康问题。

表现：潮热盗汗、五心烦热、两眼红赤、口干咽干、大便秘结、胃痛胃热、能饮多食。观察舌头可以发现舌红或黄，少苔。脉象细数。

治疗方法：清热益胃，养阴扶脾。

食补：小麦、大麦、鸭蛋、黄瓜、菠菜、玉米、胡萝卜、梨、猪肉、牛奶、鲤鱼、蚕豆、香菇、山药、黑木耳、桑葚、银耳等。

药补：山药、薏苡仁、白扁豆、茯苓、黄精、芡实、莲子。

常用中成药：玉泉丸、润肠丸、麻仁丸等。

实用药膳方：

清胆调气汤

【原料组成】柴胡24克，天花粉11克，黄芩、桂枝、牡蛎、甘草、干姜、黄连、人参各7克。

【用量用法】用水浸泡药材约30分钟，然后用大火煎药至沸腾，再以小火煎煮30分钟。每日1剂，分3次温服，7剂为1个疗程，需用药4～6个疗程。

【主治功效】调气清胆，兼以温阳。适用于慢性胆囊炎。

【方义简释】方中的柴胡清热调气；天花粉清热化饮；牡蛎散结软坚；桂枝通阳达气，助阳化气；黄连、黄芩清热利湿，降逆和中；干姜散寒温阳；人参补脾益胃；甘草和中益气，顾护脾胃。

脾胃气虚

脾胃气虚主要指脾胃功能失常，消化能力下降，导致脾胃气血运化功能不足的状态，多见于饮食不规律、情绪不稳、长期过劳及久病大病的人。

长期脾胃气虚会使患者有体形肥胖、肌肉松弛、精神疲倦等症状。如果脾胃气虚长期得不到有效的治疗与调理，还会导致腹腔内的脏器失去正常的支持和固定，使其下垂或移位，临床上常见的有胃下垂、肾下垂等情况。

表现：面色萎黄、食欲不振、疲乏无力、气短懒言、大便稀薄、舌淡红、苔薄白或苔白而厚、脉细数。

治疗方法：补中益气。

食补：葱、姜、蒜、桂圆肉、韭菜、羊肉、薤（xiè）白。

药补：黄芪、党参、炒白术、陈皮、山药、扁豆、茯苓、升麻、柴胡、当归、大枣等。

常用中成药：人参健脾丸、参苓白术散、补中益气丸等。

实用药膳方：

补中益气汤

【原料组成】黄芪、炙甘草、人参各15克，陈皮、升麻各6克，柴胡12克，白术10克，当归5克。

【用量用法】水煎服，每日1剂。

【主治功效】补中益气，健脾固精。

【方义简释】方中的黄芪补中益气，升清阳，益肺气，实皮毛；人参、白术、炙甘草三药益气健脾，助黄芪共建补中益气之功；以当归养血调营以和之；清浊相干，气乱于胸中，故用陈皮理气醒脾，中焦气机畅通，既能助清阳之气上升，又使诸药补而不滞；清气在下，必加升麻、柴胡引导升提，扭转中气下陷之势，升麻引阳明清气上腾，柴胡引少阳清气上行，俾下陷之清阳上升而复其本位，又引黄芪、人参、炙甘草甘温之气味上升，益气升阳，补卫气而固表，使卫外固摄，则恶寒、自汗可除。

脾胃阳虚

脾胃阳虚指的是脾胃功能失调，阳气不足。脾阳指的是脾脏在运化过程中所具备的温煦作用和活动能量，即其运化功能和温化作用的体现。胃阳则主要指胃脏的蠕动和消化过程中的动力能量。这些阳气的活跃与否，直接影响到人体的消化吸收功能以及整体的气血运行状况。

脾胃阳虚多因过食生冷，劳倦过度或久病，忧思伤脾所致。

表现：面色晦暗，浮肿，排屁较多，手脚冰凉、下肢易水肿。食欲不振、腹胀、腹泻、乏力、畏寒。舌淡苔白厚腻，脉沉细或沉迟。

治疗原则：补脾健胃，温中扶阳。

食补：牛肉、羊肉、桂圆、韭菜、黄鳝、胡椒。

药补：人参、白术、黄芪。

常用中成药：补中益气丸、理中丸等。

实用药膳方：

香附健胃汤

【原料组成】砂仁、甘草各6克，香附、石斛、三棱、陈皮各13克，党参、白术、白芍各11克，半夏10克，生山楂、丹参各16克。

【用量用法】水煎服，每日1剂，分2次温服。早晚各1次。

【主治功效】养阴止痛，益气健脾。适用于脾胃气虚阴亏，脾不能运，胃不能纳，脘腹隐痛，腹胀纳差，喜温喜揉，口干少饮，口中乏味，大便时结时溏，舌苔白微腻，脉弦缓或弦细等。

【方义简释】方中用党参、白术、甘草健脾益气，作为健运中焦的基础；加香附、砂仁、半夏、陈皮益气消胀，化湿行痰，以祛脾弱湿聚之痰湿气滞；石斛养胃滋阴；白芍合甘草，酸甘化阴，使阴阳互济，生化有源；丹参、三棱、生山楂化瘀止痛，健胃消积。全方脾胃兼顾，益气又可养阴，补中有健，阴阳两调，刚柔互济，脾胃薄弱者长服可以健脾强胃，故名“健胃汤”。

胃经虚热

胃经虚热，亦称胃阴虚火旺，是指胃阴不足导致的相对热象。常见于长期胃病、热病后期或过度节食等情况。

表现：胃部隐痛或灼热感，口干舌燥，饥不欲食。干呕呃逆，食后饱胀，大便干燥。舌红少苔或无苔，脉细数。

原因：胃病久延不愈，或热病后期阴液未复。长期嗜食辛辣，或情志不遂，气郁化火导致胃阴耗伤。

治疗方法：滋养胃阴，清热和胃。选择性甘凉、养阴清热的食物或药物。

食补：雪梨、百合、山药、白萝卜、银耳等。

药补：石斛、玉竹、沙参、麦冬、制首乌、白芍等。

常用中成药：养胃舒胶囊、阴虚胃痛颗粒、知柏地黄丸等。

实用药膳方：

消食和胃方

【原料组成】白术、枳实、陈皮、连翘、莱菔子各13克，山楂18克，神曲11克，半夏、茯苓各7克。

【用量用法】用水浸泡方药约30分钟，先用大火煎药至沸腾，再用小火煎煮30分钟。每日1剂，分3次温服，6剂为1个疗程，需用药2～4个疗程。

【主治功效】导滞止泻，消食和胃。适用于慢性泄泻。

【方义简释】方中的枳实散气行气，开结除滞，和中清热，化饮消痞；白术益气健脾，化饮燥湿，行水开结；重用山楂，能消一切积滞饮食，善于消肉食之积；神曲健脾消食，善于化酒食陈腐、油腻之积；莱菔子下气、消食、祛痰，善于消谷面蔬菜之积；半夏降逆燥湿，醒脾、和胃、止呕；陈皮化湿理气，和胃醒脾；茯苓益气健脾，止泻渗湿；连翘清热散结。

湿伤脾胃

湿伤脾胃是指湿邪侵犯人体，特别是脾胃，导致脾胃的运化功能失常。湿邪是中医六淫之一，具有重浊、黏滞、趋下的特点，容易导致身体出现多种不适症状。

表现：肢体困重，感觉身体特别沉重，尤其是四肢。脘腹痞闷，感觉胃部胀满不适。口淡无味或口中黏腻，食欲减退。大便稀溏，便质稀软或如水。舌苔白腻或黄腻，舌质淡胖。脉濡缓或滑。

原因：外湿，气候潮湿，涉水淋雨，居住环境潮湿。内湿，脾胃虚弱，脾失健运，水湿停聚。不良生活习惯，饮食不节，过度食用生冷、油腻食物。

治疗方法：祛湿，芳香化湿、淡渗利湿、健脾化湿。运脾，恢复脾胃功能，健脾益气。

食补：健脾食物，如鲫鱼、胡萝卜、苹果、淮山药、莲子、芡实、猪肚、鸭子等。祛湿食物，如赤小豆、薏米、莴笋、扁豆、冬瓜等。

药补：藿香、紫苏、陈皮、白芷、厚朴、法半夏、白术、茯苓、猪苓、泽泻。

常用中成药：

藿香正气散、参苓白术散等。

实用药膳方：

吹耳散

【原料组成】蛀竹屑粉30克，五倍子（焙焦存性）、枯矾各15克，青黛9克，川黄连、轻粉、冰片、硼砂各3克。

【用量用法】先将蛀竹屑粉、五倍子、枯矾、青黛、硼砂、黄连共研细末，再入轻粉、冰片同研细末和匀，贮瓶备用，勿泄气。同时，在吹药前，先将患耳内脓液拭净，急性耳炎用洗耳方（芙蓉叶15克，苦参9克，煎水取汁）洗耳；慢性耳炎用药棉棒蘸氯霉素眼药水入耳腔内转动拭耳后，再取本散少许（约0.1克），均匀吹入患耳腔内。净耳、拭耳后吹药，每日吹4~6次，证重者每2小时吹1次，10天为1个疗程，未愈，停药1天，再继续如上法用药1个疗程，至愈为止。

【主治功效】清热祛湿，祛腐排脓。

【方义简释】方中的君药以蛀竹屑粉消炎祛湿，排脓止痛，本品为民间治疗脓耳（即化脓性中耳炎）之有效单方，其消炎解毒、祛湿排脓之功颇著；臣药以川黄连、青黛清热泻火解毒；硼砂、冰片、轻粉芳香通窍，消炎解毒，祛腐排脓；佐以五倍子、枯矾祛湿排脓，止痛敛疮。诸药配伍为用，共奏清热祛湿、祛腐排脓、解毒敛疮之功。

脾虚久泻

脾虚久泻是指由于脾气虚弱，导致运化功能失常，从而引起的长期腹泻。中医认为脾主运化水湿，脾气虚弱则水湿内停，导致肠道功能失调，出现腹泻症状。

表现：大便溏薄或水样，次数增多，迁延不愈。食少腹胀，面色萎黄，神疲乏力。舌淡苔白，脉细弱。

原因：饮食不节，损伤脾胃。情志因素，如长期压力、忧虑。久病体虚，脾气受损。

治疗方法：健脾益气，渗湿止泻。

食补：扁豆、山药、红枣、粳米等具有健脾止泻作用的食物。

药补：党参、白术、茯苓、甘草、陈皮、薏苡仁、桔梗等。

常用中成药：参苓白术散、理中丸等。

实用药膳方：

参苓白术散

【原料组成】莲子肉、薏苡仁、缩砂仁、大枣、炒桔梗各9克，白扁豆12克，茯苓、人参、甘草、白术、山药各15克。

【用量用法】将上药研为细末，每次6克，枣汤送服。

【主治功效】健脾益气，渗湿止泻。

【方义简释】方中以人参补益脾胃之气，白术、茯苓健脾渗湿，共为君药。山药补脾益肺，莲子肉健脾涩肠，白扁豆健脾化湿，薏苡仁健脾渗湿，均可资健脾止泻之力，共为臣药。佐以缩砂仁芳香醒脾，行气和胃，化湿止泻。诸药相合，益气健脾，渗湿止泻。炒桔梗宣利肺气，一者配缩砂仁调畅气机，治胸脘痞闷；二者开提肺气，以通调水道；三者以其为舟楫之药，载药上行，使全方兼有脾肺双补之功，亦为佐药。甘草、大枣补脾和中，调和诸药，而为佐使。后世亦有称本方为脾肺双补之剂，用于肺脾气虚之久咳证。

脾肾虚寒

脾肾虚寒指的是脾肾阳气不足，导致身体出现虚寒的症状。脾主运化水谷精微，肾主藏精纳气，二者共同维持人体的正常生理功能。当脾肾阳气不足时，会影响消化吸收和排泄功能，导致身体出现虚寒的症状。

表现：畏寒怕冷，四肢不温，腰膝酸软。腹中冷痛，食欲不振，大便稀溏。久泻久痢，五更泄泻，下利清谷。小便不利、肢体浮肿，夜尿频多。面色㿠白，舌淡胖或边有齿痕，舌苔白滑。脉沉细无力。

原因：脾肾久病，耗气伤阳。久泻久痢，损伤肾阳，脾肾两伤。水邪久踞，肾阳虚衰，不能温养脾阳。脾阳久虚，不能充养肾阳。

治疗方法：温补脾肾，驱寒止泻。

食补：籼米、狗肉、羊肉、鸡肉、猪肚、韭菜、辣椒、刀豆、肉桂、核桃仁、薤白、海参、海虾等。

药补：附子、白芍、白术、干姜、茯苓、桂枝、党参、炙甘草等。

常用中成药：

金匮肾气丸、右归丸、四神丸等。

实用药膳方：

通阳散水汤

【原料组成】制附子片16克，茯苓11克，白术、桂枝、白芍、炙甘草、生姜各9克。

【用量用法】先煎附片1小时，再与余药浸泡30分钟，共煎30分钟。每日1剂，将2次煎出的药液混合，日服2次。

【主治功效】化痰行水，温补脾肾。适用于慢性肺源性心脏病。

【方义简释】慢性肺源性心脏病，临床表现以心悸、喘咳、肢肿，小便不利为主症，其病因为阳气衰微，痰浊恋肺，水气内停。上方以苓桂术甘汤合真武汤化裁而成，苓桂术甘汤温脾阳以化痰饮，附子大热可补肾壮阳，生姜散水通阳，芍药和里敛阴，使阳复而水消，则上述诸症自然蠲除。

食伤脾胃

食伤脾胃是指饮食不节或不洁，导致脾胃功能紊乱，运化失常的病症。饮食是人体获取营养的基本途径，但过量或不适宜的食物摄入会损伤脾胃，导致消化不良、食欲不振、腹胀、腹泻等症状。

表现： 胃脘不适，腹胀腹痛，大便不调。恶心呕吐，食欲不振，口中有异味。舌苔厚腻，脉滑。

原因： 饮食过量，尤其是暴饮暴食。饮食不洁，食用变质或不新鲜的食物。饮食偏嗜，如过度食用寒凉、辛辣、油腻食物。

治疗方法： 调整饮食习惯，避免过量和不洁食物。采用健脾和胃、消食导滞的中药治疗。

食补： 易消化的食物，如小米粥、山药粥。健脾食材，如扁豆、薏苡仁、红枣等。

药补： 健脾和胃的中药，如党参、白术、茯苓、陈皮、麦芽、神曲等。

常用中成药：

保和丸、枳术丸、香砂六君子丸等。

实用药膳方：

补气养血汤

【原料组成】 白术11克，人参、茯苓、当归、小茴香、熟地黄各7克，甘草、柴胡、香附各4克。

【用量用法】 水煎服。每日1剂，分3次温服。

【主治功效】行气调经，补气养血。适用于证属气血虚弱者。

【方义简释】方中的人参、茯苓、白术、甘草益气健脾，脾胃气旺，则饮食增强，水谷得化精微而生成气血；当归、熟地黄滋阴活血，血足则脏腑四肢百骸得养，月经依时而下，头不痛，目不眩，四肢有力；香附、柴胡、小茴香理气疏肝，止痛散寒，气顺则胃气不逆，于此，胁腹胀痛，恶心呕吐诸证消除。

中气下陷

中气下陷是指脾气虚损导致的一系列脾脏功能失常的病理现象。常见症状包括面色萎黄、食欲不振、疲乏无力、气短懒言、大便稀薄、舌淡红、苔薄白或苔白而厚、脉细数等。

表现：脘腹重坠作胀，食入尤甚。便意频数，肛门重坠。久痢不止，甚或脱肛。子宫下垂。小便混浊如米泔。少气乏力，肢体倦怠，声低懒言。头晕目眩。舌淡苔白。脉弱 。

治疗方法：补中益气，升阳举陷。

食补：山药、扁豆、大枣等具有补气功效的食物。

药补：黄芪、党参、炒白术、陈皮、茯苓、升麻、柴胡、当归等。

常用中成药：补中益气丸、参苓白术散、十味龟鹿补肾合剂、黄芪片等。

实用药膳方：

补中益气汤加味

【原料组成】黄芪、炙甘草、人参各15克，陈皮、升麻各6克，柴胡12克，白术10克，当归5克。

【用量用法】水煎服，每日1剂。

【主治功效】补中益气，健脾固精。

【方义简释】方中的黄芪补中益气，升清阳，益肺气，实皮毛；人参、白术、炙甘草三药益气健脾，助黄芪共建补中益气之功；以当归养血调营以和之；清浊相干，气乱于胸中，故用陈皮理气醒脾，中焦气机畅通，既能助清阳之气上升，又使诸药补而不滞；清气在下，必加升麻、柴胡引导升提，扭转中气下陷之势，升麻引阳明清气上腾，柴胡引少阳清气上行，俾下陷之清阳上升而复其本位，又引黄芪、人参、炙甘草甘温之气味上升，益气升阳，补卫气而固表，使卫外固摄，则恶寒、自汗可除。

第八章　肺虚论

肺气虚

“肺气”通常指的是肺的气机，也就是肺的功能状态和气息的流动。肺主司呼吸，掌控人体的气息运行，包括吸入新鲜空气和排出废气。肺气的畅通与否影响着人体的气血运行和精神状态。

肺气虚是指肺脏因劳累、长期咳嗽、暑热或重病后，或是因脾虚无法输送清气上升到肺部，导致肺气的活动减弱，肺的生理功能逐渐减退的一种症状。肺气虚还与先天禀赋不足、年老体衰等因素有关。

表现：咳嗽无力、声音低微、痰液清稀、神疲乏力、面色淡白、少气懒言、自汗、怕风、舌苔淡白，脉象虚软无力等症状。

治疗方法：益气固脱，收敛肺气。

食补：羊肉、狗肉、公鸡肉、猪肺、燕窝、白木耳、百合、花生、粳米、山药等。

药补：冬虫夏草、人参、党参、太子参、西洋参、黄芪等。

常用中成药：人参保肺丸、黄芪生脉饮、参苓白术散等。

实用药膳方：

宣肺平喘汤

【原料组成】白芍、麻黄、细辛、干姜、甘草、桂枝各9克，五味子、半夏各11克，石膏6克，葶苈子13克，大枣12枚。

【用量用法】用水浸泡方药约30分钟，然后用大火煎药至沸腾，再以小火煎煮30分钟。温服，每日分3次服用。

【主治功效】散寒温阳，兼以清热。适用于支气管哮喘。

【方义简释】方中的麻黄平喘宣肺，止咳降逆；桂枝温通阳气，化饮降逆；细辛温肺散寒化饮；干姜温肺醒脾化饮；五味子收敛肺气；白芍引阳药入阴而化饮；半夏燥湿醒脾，降肺化饮；石膏既清郁泄热，又防温燥药伤阴；葶苈子泻肺止逆；大枣、甘草补益肺气，培土生金。

肺虚感寒

肺虚感寒是指肺部因阳气不足，导致寒气内生或外邪侵袭，使肺的宣发和下降功能受损。肺主呼吸，外合皮毛，如果受到风寒侵袭时，最易袭表犯肺，从而引起肺寒。这时可出现咳嗽、气喘、鼻塞、流清涕、喉痒等症状。皮肤毛发受寒后，寒气可从体表传入体内，因为按中医说法，肺主皮毛，而皮毛归肺管，所以皮毛受寒可通过内脏进入肺的系统。寒气也可以先入胃，然后再经肺脉上达肺部，如有的人一吃凉东西就会出现咳嗽症状。由于肠与肺互为表里，当寒气进入消化系统后逐渐上达至肺部，导致肺寒症状出现。

表现： 怕冷、咳嗽、四肢凉、说话声音低微、胸闷。易感冒、神态疲惫、呼吸短促、面色淡白。舌色淡、苔白、痰稀白，甚至出现水肿，小便不利。

治疗方法： 温肺散寒，宣肺止咳。

食补： 羊肉、胡椒、小茴香、肉桂、葱、姜、蒜等。

药补： 干姜、细辛、冬虫夏草、人参、党参、太子参、西洋参、黄芪等。

常用中成药： 风寒感冒颗粒、寒喘丸、贝参平喘胶囊、半夏露颗粒、参苏胶囊等。

实用药膳方：

程氏萆薢分清饮

【原料组成】 萆薢、丹参、车前子、石菖蒲、炒黄柏各9克，茯苓、白术各6克，莲子心4克。

【用量用法】 水煎服，每日1剂。

【主治功效】 清热利湿，去浊分清。

【方义简释】 方中的萆薢、车前子利水渗湿；茯苓、白术健脾利湿；莲子心清热固涩；丹参、石菖蒲、炒黄柏清热燥湿、泻火解毒。

肺阴虚

肺阴虚症是由于肺脏缺乏阴精，火气过旺引起的一系列临床表现。常见的原因包括外界的干燥热气伤害肺组织，结核病菌侵袭肺部，体内痰火郁结伤害肺脏，或情绪激动导致火气攻击肺部，以及长期咳嗽消耗肺阴。肺阴不足还常常会影响到肾脏，造成肺肾阴虚的症状。

表现：嗓子干、声音嘶哑、形体消瘦、午后潮热、手足心热、夜间盗汗、干咳无痰或痰少而黏，甚则痰中带血，声音嘶哑，舌红少津，脉细数。

治疗方法：滋养肺阴、降火止咳。

食补：百合、蜂蜜、银耳、山药等。

药补：沙参、麦冬、天花粉等。

常用中成药：健脾润肺丸、百合固金丸。

实用药膳方：

滋养通脉饮

【原料组成】茵陈、泽泻各24克，何首乌、金樱子、决明子、生薏苡仁各28克，生山楂18克，柴胡、炒枳实、郁金各11克，大黄（酒制）6克。

【用量用法】水煎服，每日1剂，加水600毫升煎至（文火）300毫升，分2次服。15天为1个疗程，一般服药1～3个疗程。

【主治功效】滋肝养肾，行滞泄浊。适用于高脂血症。

【方义简释】本方是采用补泻并施、标本兼顾的组方原则而拟定的。滋养通脉饮中用何首乌、金樱子补肝肾固精气；配泽泻、茵陈清利下焦湿热；以大黄、决明子通便润肠，导滞泄浊；生山楂调节血脂、调节血压。全方补而不腻，固而不涩，行而不散，共奏降火滋阴、通脉行滞、泄浊洁腑之效。

第九章 肾虚论

肾阴虚

肾阴指的是肾的阴气，与肾阳相对应。是肾脏维持身体内阴液平衡的重要组成部分，负责滋润、宁静、濡养身体各部位，并促进器官的成形和功能。肾阴通过抑制过度的阳热，调节人体的新陈代谢过程，保持体内精血精液的平衡状态。此外，肾阴还储存并转化先天精气，支持生殖系统的正常运作和性激素的分泌。

肾阴虚指的是肾脏阴气不足，在这种情况下，体内的阴液无法有效地控制阳气能量，导致阳气过度亢盛。这种失衡可能会使身体内部的热量和活力向上扰动，从而产生一些不适症状。

表现：腰膝酸痛、头晕耳鸣、听力减退、失眠多梦、心烦意乱、潮热盗汗、早泄、遗精、咽干颧红、舌头红而干燥无舌苔，脉搏细弱而快。这些问题也可能导致男性阳痿、勃起困难，以及女性月经不调或停经等情况。

原因：先天性因素、房事不节，久病伤肾，情志内伤，过度食用温燥药物或食物等。

治疗原则：滋阴降火。

食补：黑芝麻、黑豆、黑米、黑木耳、海带、紫菜、乌骨鸡等。

药补：熟地黄、枸杞子、龟甲胶、女贞子、天冬、北沙参、南沙参、百合、麦冬、墨旱莲、黄精、生地和赤芍等。

常用中成药：六味地黄丸、杞菊地黄丸、左归丸、大补阴丸。

实用药膳方：

滋液润燥汤

【原料组成】生地黄汁80毫升，百合14克，麦冬168克，半夏24克，人参9克，粳米18克，大枣12枚，炙甘草6克，苍耳子8克，辛夷16克，白芷28克，薄荷2克。

【用量用法】用水浸泡方药约半小时，然后用武火煎药至沸腾，再以文火煎煮半小时；薄荷、辛夷后下煎煮20分钟。温服，每日分3次服用。

【主治功效】通达鼻窍，滋阴润燥。

【方义简释】方中的百合滋阴清热；生地黄汁凉血清热，生津养阴；麦冬养阴生津，滋阴润燥；人参生津益气；半夏开胃行津，调畅气机，降肺止逆，并制约滋补药壅滞；苍耳子、辛夷、白芷，辛温透达，芳香开窍；薄荷性味辛凉通窍，兼防辛温药伤津；粳米、大枣，补脾益胃，化生阴津；炙甘草益气缓急。

银翘汤

【原料组成】连翘、金银花各7克，荆芥1.5克，薄荷、蝉蜕、赤芍、竹叶各3克，车前草、薏苡仁、芦根各6克。

【用量用法】水煎服，每日1剂，将第1次与第2次煎药的药液混合，分早、中、晚3次内服。并将其第3、第4次的煎药汁外用擦洗疱疹。

【主治功效】清热解毒，疏风散邪。适用于水痘。

【方义简释】连翘、金银花、竹叶等成分具有滋阴透表、清热利湿、抑菌消炎的功效，荆芥、薄荷、蝉蜕、赤芍具有透疹、消疮的功效；车前草、薏苡仁具有利水渗湿、排脓等功效，芦根具有除烦透疹的功效。

肾气虚

在中医理论中，肾主纳气，是人体气血运行的根本，同时也负责存储精气。因此，当肾气不足时，常见的症状包括体力逐渐下降、精神不振、生殖功能减退等。

肾气虚指的是肾中元气亏虚，导致肾脏主要功能逐渐减退的症状总称。肾气虚意味着肾脏无法有效地存储和控制人体的气血精华。肾气虚多有先天禀赋不足、过度劳累、长期慢性病以及肾脏本身功能失调等原因。

表现：少气懒言、多汗、腰膝酸软、精神倦怠、乏力、舌淡苔白，脉弱。

治疗原则：补肾益气。

食补：枸杞子、山药、黑芝麻、核桃、牛肉、羊肉等。

药补：人参、白术、党参等。

治疗方法：补肾固精汤、五子补肾丸等。

实用药膳方：

益肾养肝饮

【原料组成】淫羊藿、墨旱莲各28克，枸杞子、仙茅、制首乌、当归、生地黄、熟地黄、桑叶、白芍、茯苓各16克，白芷8克，菟丝子18克，白附子6克。

【用量用法】水煎服，每日1剂，每日2次，早晚各服1次。

【主治功效】化瘀祛风，益肾养肝，增白消斑。适用于黄褐斑。

【方义简释】方中的墨旱莲、枸杞子、仙茅、菟丝子、淫羊藿补肾益气；制首乌、当归、生地黄、熟地黄、白芍滋阴养肝补血；白芷、桑叶、白附子祛风散斑，引药上行；茯苓和胃健脾，以免诸药伤脾。诸药合用，共奏益肾养肝、化瘀祛风、增白消斑之功。

疏肝理气方

【原料组成】山萸肉8克，熟地黄8克，女贞子28克，墨旱莲16克，当归8克，白芍16克，牡丹皮16克，柴胡8克，枳壳8克，丹参16克，益母草8克，香附子8克。

【用量用法】水煎服，每日1剂，每日2次，早晚各服1次。

【主治功效】理气活血，滋补肝肾，中和气血。适用于黄褐斑。

【方义简释】方中熟地黄、山萸肉、女贞子、墨旱莲滋阴壮筋补肾；当归、白芍、牡丹皮养血补气敛阴；柴胡、枳壳、香附子疏肝理气消斑；丹参、益母草活血调经。

肾阳虚

肾阳指的是肾脏所具有的温煦、激发、兴奋、蒸化、封藏和制约阴寒等作用。肾阳的功能包括维持体温、促进新陈代谢、支持生殖系统功能以及保护体内阳气的稳定状态。肾阳是人身阳气产生的源泉，肾阳的充盈与否直接影响到人体的生理活力和免疫功能。

肾阳虚即肾阳不足，原因有天生阳虚体质、老年体衰、性生活过度以及其他脏腑病变损伤肾阳的情况。

儿童因生长发育需要大量肾阳的支持，如果肾阳不足，可能影响其正常发育。长期患有慢性疾病的人也容易出现肾阳虚，因为疾病会消耗体内的阳气，使得肾脏功能逐渐减退。

表现：在肾气虚症状基础上，还有小便清长、畏寒肢冷、大便稀溏、脱发，男性早泄、遗精，女性月经量多或崩漏，舌淡苔白，脉沉。

治疗方法：填精补髓，温肾扶阳。

食补：韭菜、羊肉、大枣、枸杞子、桂圆、牡蛎、海参、生蚝等。

药补：淫羊藿、肉苁蓉、锁阳、菟丝子、巴戟天等。

常用中成药：右归丸、桂附地黄丸、济生肾气丸等。

实用药膳方：

清心除烦饮

【原料组成】檀香、附子、龟板、黄柏、砂仁、合欢花、神曲、甘草、赤芍、白芍、桂枝各16克，龙骨、牡蛎各28克，丹参26克，生姜10片，大枣10枚。

【用量用法】水煎服，每日1剂，每日2次，分早晚服用，饭后服。

【主治功效】清心除烦，养阴安神。适用于围绝经期综合征。

【方义简释】方中的附子大辛大热能补肾中真阳；砂仁能除中宫一切阴邪，又能纳气归肾；龟板得水之精气而生，有助阳通阴之力；黄柏味苦入心；甘草益气补中，有培土伏火互根之秘，此五药共奏温肾潜阳之功，为主药。全方共奏温肾潜阳、固表定悸、宽胸解郁之功。

肾精亏损

肾精是肾脏精华形成的精气物质。

一方面，肾精包括先天之精（先天肾精），是指人体从父母亲那里遗传得来的基本生命能量，是生命的根本物质。先天肾精决定了个体的生长发育、生殖功能等。

另一方面，肾精也包括人体通过后天的营养吸收、消化转化而成的精气物质。后天肾精主要通过脾胃消化吸收水谷精微，经过肾脏的精华提炼而形成，支持身体各种生理活动。

肾精亏损通常病程较长，且随年龄不同，症状不同。其病因通常与先天不足、房事不节、过劳伤肾等因素相关。

表现：在小儿中，肾精亏损常表现为生长发育障碍或早衰。而成人肾气虚则会表现为生殖机能减退、早衰现象、耳鸣、脱发、牙齿松动以及记忆力减退等常见症状。

治疗方法：填精补髓，扶脾补肾、温阳行水等。

食补：羊肉、海参、牡蛎、黑芝麻、核桃等。

药补：鹿茸、黄芪、何首乌、当归、人参、熟地黄等。

常用中成药：金锁固精丸、济生肾气丸。

实用药膳方：

抑肝缓痛方

【原料组成】白术10～16克，白芍10～124克，茯苓10～18克，陈皮6～13克，防风6～11克，木香6～13克（后下），砂仁6～13克（后下），六月霜20～28克。

【用量用法】水煎服，每日1剂，每日2次，早晚各1次。

【主治功效】标本兼顾，抑肝扶脾。适用于肝木克脾所致的慢性泄泻。

【方义简释】本方用白芍抑肝缓痛；防风升清疏风；白术、茯苓渗湿培土；木香、砂仁、陈皮调中助运；六月霜苦寒，清肠和胃，止痢开膈，消食运脾，方中以此清湿化浊。合而观之，本方由痛泻要方加味而来，是扶脾抑肝、标本兼顾之良方。

第十章 男虚论

阳痿

阳痿是男子性功能障碍之一。表现为在有性欲要求时，阴茎不能勃起或勃起不坚，或者虽然有勃起且有一定程度的硬度，但不能保持性交的足够时间，因而妨碍性交或不能完成性交。中医认为阳痿与肾阳虚有关，肾阳虚主要表现为腰酸、四肢发冷、畏寒，甚至水肿，男性性功能减退、阳痿、早泄等。中医治疗阳痿的方法主要是通过调理肾阳，以达到治疗的目的。中医认为，肾阳虚主要是由于先天禀赋不足、后天失养、劳累过度、情志不畅等因素导致的。先天禀赋不足是指个体在出生时就具有的生理功能不足，这可能导致肾阳虚的发生。后天失养是指个体在生活中饮食不当、劳累过度、情志不畅等因素导致的肾阳虚。劳累过度和情志不畅会损伤肾脏的功能，导致肾阳虚的发生。

表现：阳痿的主要症状是阴茎不能勃起或勃起不坚，不能进行正常的性交活动。可能伴有精神不振、记忆力减退、失眠多梦、头晕耳鸣等症状。

原因： 可能由多种因素引起，包括心理因素（如焦虑、紧张、恐惧等）、生活习惯（如长期熬夜、饮食不节等）、疾病（如糖尿病、高血压等）或药物副作用等。

治疗原则： 中医治疗阳痿主要从病因病机入手，属虚者宜补，属实者宜泻，有火者宜清，无火者宜温。命门火衰者，应温肾壮阳，滋肾填精。

食补： 黑芝麻、黑豆、黑米、黑木耳、海带、紫菜、乌骨鸡等。

药补： 鹿茸、淫羊藿、菟丝子、补骨脂、巴戟天、附子、仙茅、肉苁蓉、杜仲、续断、桑寄生等。

常用中成药： 六味地黄丸、金匮肾气丸、右归丸、五子衍宗丸等。

实用药膳方：

还少丹

【原料组成】 山茱萸、茯苓、杜仲（姜汁炒）、肉苁蓉（酒浸）、楮实（酒蒸）、小茴香、石菖蒲、巴戟天（酒浸）、远志、五味子各30克，山药、牛膝（酒浸）各45克，枸杞子、大枣、熟地黄各15克。

【用量用法】 加大枣，炼蜜为丸，如梧桐子大。每次10克，淡盐汤下，每日2次。

【主治功效】 补肾养心，益阴壮阳。

【方义简释】 方中的熟地黄、枸杞子、楮实、山药补益肝肾，滋养肾精；巴戟天、肉苁蓉、小茴香温补肾阳，共为君药。山茱萸、五味子补肾固精；杜仲、牛膝补肝肾、强筋骨，为臣药。茯苓、远志、石菖蒲、大枣安神益智，为佐药。诸药合用，共奏补肾养心、益阴壮阳之功。

遗精

遗精是指在没有性交或自慰的情况下精液自行排出的现象。在中医理论中，遗精通常与肾的阴阳失衡有关。肾藏精，主生长发育和生殖，与膀胱相表里，开窍于耳，其华在发。肾阴不足可能导致精关不固，出现遗精。

中医认为，肾是人体的重要脏器之一，被称为“先天之本”，它不仅掌管着人体的生长发育和生殖功能，还与身体的其他器官有着密切的联系。肾阴是肾脏功能的一个重要方面，主要起到滋养、濡润的作用。当肾阴不足时，会导致肾阳相对过盛，使得相火妄动，进而引发遗精。肾阴不足的原因有很多，如久病伤肾、先天不足、后天失养、劳倦过度等。此外，情绪波动、饮食不当、房事不节等因素也可能导致肾阴亏损。

表现：遗精可能发生在梦中（梦遗），也可能在清醒时（滑精）。如果遗精频繁，可能会伴随头晕、精神萎靡、腰腿酸软、失眠等症状。

原因：遗精的原因可能包括心理因素（如焦虑、紧张）、生活习惯（如过度手淫、饮食不节）、疾病因素（如前列腺炎、包皮过长）等。

治疗原则：中医治疗遗精的原则是辨证施治，根据具体情况采用不同的方法，如滋阴降火、补肾固精、疏肝解郁等。

食补：黑芝麻、黑豆、黑米、黑木耳、海带、紫菜、乌骨鸡等。

药补：熟地黄、枸杞子、茯苓、泽泻、牡丹皮、山萸肉、知母、黄柏等。

常用中成药：金锁固精丸、知柏地黄丸、六味地黄丸等。

实用药膳方：

龙胆泻肝汤

【原料组成】龙胆草、黄芩、栀子、泽泻各3克，木通、车前子、当归、生地黄、柴胡、甘草各1.5克。

【用量用法】水煎服，每日1剂。

【主治功效】清泻肝胆实火，清利肝经湿热。

【方义简释】方中的龙胆草清肝胆实火，泻肝胆湿热；黄芩、栀子清热燥湿；车前子、木通、泽泻清热利湿，导湿热下行；生地黄养阴；当归养血活血；柴胡疏畅肝胆；甘草调和诸药。

老年癃闭

中医将癃闭分为“癃”和“闭”，其中小便不利、点滴短少、病势较缓者称为“癃”；小便闭塞、点滴全无、病势较急者称为“闭”。

表现：排尿困难，全日总尿量明显减少，小便点滴而出或闭塞不通，小腹满胀，腰膝酸软，面色㿠白，神气怯弱，畏寒怕冷。

原因：老年癃闭多因肾阳不足、命门火衰导致气化功能减弱；或因肺热气壅、脾气不升、肝郁气滞等导致三焦气化不利；另外，尿路阻塞如结石、肿瘤也可引起癃闭。

治疗原则：根据病因病机的不同，实证宜清热利湿、散瘀结、疏肝解郁；虚证宜补脾肾、助气化、温阳化气。治疗时还需注意“六腑以通为用”的原则，着眼于通利小便。

食补：建议食用一些温阳利尿的食物，如冬瓜、赤小豆、核桃等。

药补：常用的中药材料包括肉桂、附子、肉苁蓉、巴戟天、淫羊藿、桑螵蛸、益智仁、乌药、葫芦巴等。

常用中成药：治疗老年癃闭的中成药有济生肾气丸、金匮肾气丸、右归丸、前列康片等。

实用药膳方：

解癃汤

【原料组成】刘寄奴、黄芪各30克，桃仁、山茱萸各10克，熟地黄、山药、石韦各15克，蝼蛄、沉香各7克，甘草梢5克。

【用量用法】上药加水煎2次，滤汁，分2次口服，每日1剂。患者湿热显著，宜加用鱼腥草、车前子、黄柏；出现肾阳虚，宜加入淫羊藿、肉桂；伴有大便干结者，可加酒大黄等同煎。

【主治功效】补肾益气，活血化瘀。

【方义简释】方中的刘寄奴、黄芪补益气虚，健脾和胃；桃仁、山茱萸活血化瘀，行气通络；熟地黄、山药、石韦滋阴养血，益肾健脾；蝼蛄、沉香行气化痰，祛湿利尿；甘草梢有助于平衡方剂的药性，增强方剂的整体疗效。

寒疝

寒疝是指由于寒邪侵袭引起的一种急性腹痛症状，常见于腹部，特别是脐周，表现为剧烈疼痛、手脚冰冷、面色苍白等。中医认为寒疝多因体质阳虚、寒温调摄不当或嗜食生冷寒凉食物引起。治疗寒疝的原则是温经散寒、行气活血。

表现：阵发性脐周剧烈疼痛，手脚冰冷，冷汗淋漓，面色苍白，嘴唇青紫，可能伴有发热或怕冷，头身疼痛，恶心呕吐，食欲不振，手足麻木不仁等。

原因：多因先天体质偏寒，或寒邪侵袭腹部，导致脏腑功能失调。

治疗原则：温阳散寒，行气活血。

食补：羊肉、茴香、荔枝核、橘核、无花果、补骨脂等。

药补：白芍、当归、柴胡、半夏等。

常用中成药：桂附理中丸、附子理中丸、金匮肾气丸等。

实用药膳方：

桃红四物汤

【原料组成】桃仁、当归各9克，熟地黄15克，白芍10克，红花、川芎各6克。

【用量用法】水煎服，每日1剂。

【主治功效】养血活血，祛瘀止痛。

【方义简释】方中的桃仁、红花活血化瘀，行气止痛；熟地黄滋阴养血；当归补血养肝，和血调经；白芍养血柔肝；川芎行气活血。诸药相合，活血而不伤血，化瘀而不伤正。

第十一章　女虚论

月经后期

月经后期是指月经周期每月推迟 7 天以上，甚至四五十天一潮，连续两个周期以上的现象。

表现：月经周期每月推迟 7 天以上，甚至四五十天一潮，可能伴有经量及经期的异常。

原因：可能由肾虚、血虚、血寒、气滞、痰湿等因素导致。

治疗原则：根据病因病机的不同，实证宜清热利湿、散瘀结、疏肝解郁；虚证宜补脾肾、助气化、温阳化气。

食补：羊肉、茴香、荔枝核、橘核、无花果、补骨脂等。

药补：肉桂、附子、肉苁蓉、巴戟天、淫羊藿、桑螵蛸、益智仁、乌药、葫芦巴等。

常用中成药：乌鸡白凤丸、艾附暖宫丸、逍遥散。

实用药膳方:

止血固经丸

【原料组成】白芍、黄芩、龟板各28克，椿根皮21克，黄柏7克，香附7.6克。

【用量用法】将药研细末，酒糊为丸，每日1～3次，每次6克，温开水送服。亦可按原方比例酌定，水煎服。

【主治功效】清热滋阴，止血固经。适用于经行不止，或崩中漏下。

【方义简释】方中重用龟板，咸甘性平，滋阴降火而益肾；白芍味苦酸微寒，敛阴益血以柔肝，为君药。黄柏性苦寒，泻火以坚阴；黄芩性苦寒，清热以泻火，共为臣药。椿根皮苦涩而凉，固经止血；为防诸药寒凉太过而止血留瘀，故以少量香附辛苦微温，活血调气，使气顺则血顺，共为佐药。诸药配伍，使阴血得养，气血调畅，火热可清，则经多、崩漏自止。

漏下

漏下，是指月经周期延长，经量减少，甚至闭经的症状。在中医理论中，漏下多与肝气郁结、脾胃虚弱、肾气不足等因素有关。

表现：月经周期推迟，经量减少，颜色淡红或暗红，质地稀薄，或伴有小腹胀痛，胸闷不舒，乳房胀痛，面色无华，心悸失眠，腰膝酸软，头晕耳鸣等症状。

原因：可能由情绪波动、压力过大、饮食不节、过度劳累、疾病影响等因素导致。

治疗原则：根据病因病机的不同，实证宜疏肝解郁、活血化瘀；虚证宜补脾益肾、养血调经。

食补：红枣、桂圆、黑芝麻、黑豆、黑米、黑木耳、海带、紫菜、乌骨鸡等。

药补：当归、白芍、熟地黄、枸杞子、龟甲胶、女贞子、天冬、北沙参、南沙参、百合、麦冬、墨旱莲、黄精、生地和赤芍等。

常用中成药：逍遥丸、归脾丸、六味地黄丸、杞菊地黄丸、左归丸、大补阴丸等。

实用药膳方：

疏肝解郁汤

【原料组成】白芍、茯苓、莲须各28克，炒麦芽90克，当归18克，石菖蒲14克。

【用量用法】水煎服，每日1剂，分2次，早晚分服，7天为1个疗程。

【主治功效】回乳开窍，疏肝解郁。适用于溢乳型闭经。

【方义简释】方中重用炒麦芽，取疏肝回乳之功；白芍加强解郁疏肝之力；白芍与当归相伍，取柔肝补肝、调和冲任之效；茯苓健脾养血，培土疏木；莲须固肾涩精，调和冲任；石菖蒲开窍化痰，且本病病程迁延日久，取石菖蒲属从痰治疗。

痛经

痛经是指女性在月经前后或月经期出现小腹疼痛的症状，严重者可影响日常生活和工作。中医将痛经的原因主要归结为两大类：实证和虚证。实证包括寒、湿、热等内外邪阻碍气血运行而造成瘀滞；虚证则包括气血虚弱或肝肾亏损而失于濡养。

表现：经前或经期小腹疼痛，伴随腰酸、恶心呕吐、冷汗淋漓等症状。

原因：可能由寒邪凝滞、气滞血瘀、气血虚弱、肝肾亏损等引起。

治疗原则：中医治疗痛经的原则是根据病因病机进行辨证施治，如温经散寒、疏肝理气、滋补肝肾等。

食补：生姜、大枣、红糖、桂圆、黑芝麻、黑豆、黑米、黑木耳、海带、紫菜、乌骨鸡等。

药补：当归、白芍、川芎、熟地黄、香附、木香、青皮、山楂、延胡索、益母草、五灵脂等。

常用中成药：艾附暖宫丸、少腹逐瘀丸、血府逐瘀片、八珍颗粒、十全大补丸、乌鸡白凤丸、桂枝茯苓胶囊、益母草冲剂、散结镇痛胶囊、广西花红片等。

实用药膳方：

温经止痛方

【原料组成】当归、延胡索各11克，桂枝、沉香各6克，川芎7克。

【用量用法】水煎服，每日1剂，分2次服，饭后服。

【主治功效】活血祛瘀，温经行气。适用于痛经。

【方义简释】方中的桂枝温通经脉，使血行通畅；当归、川芎二味行气活血，为血家要药；沉香沉降，暖肾补气，止呃逆，散郁结，对痛经伴呕恶上逆者更相宜；延胡索活血行气止痛。全方旨在温经通络，散寒凝，畅气机，促血行，以保持胞宫正常的蓄溢功能。

带下

带下是指女性阴道分泌物异常增多或减少的症状，常见于多种妇科疾病。中医将带下病的原因主要归结为湿邪侵袭或脏腑功能失调。

表现：带下量多或少，颜色、质地、气味异常，可能伴有外阴瘙痒、灼热、疼痛等症状。

原因：可能由脾虚生湿、肾阳不足、阴虚挟湿、湿热下注或湿毒蕴结等因素导致。

治疗原则：中医治疗带下的原则是根据病因病机进行辨证施治，如健脾祛湿、温肾助阳、滋阴降火、清热利湿等。

食补：山药、芡实、扁豆、莲子、栗子、榛子、白果、米仁、蚕豆、黑木耳、豇豆、胡桃肉、淡菜、海参等。

药补：白术、山药、人参、白芍、苍术、甘草、陈皮、黑芥穗、柴胡、车前子等。

常用中成药：千金止带丸、妇科白带胶囊、愈带丸、归芍调经片、妇科止带片、妇科千金片、花红片、金鸡胶囊等。

实用药膳方：

泄热逐瘀方

【原料组成】大黄、桃仁各11克，桂枝、炙甘草、芒硝各6克。

【用量用法】水煎服，每日1剂，分3次温服。

【主治功效】泄热逐瘀。适用于下焦蓄血，小便自利，少腹急结，谵语烦渴，至夜发热，甚则其人如狂；痛经，血瘀经闭，跌仆伤痛，脉沉实或涩。

【方义简释】泄热逐瘀汤由调胃承气汤加桂枝、桃仁构成。方中大黄除瘀泄热，桃仁活血祛瘀，二者合用，直达病所，瘀热并治，共为君药。芒硝咸寒软坚，助大黄攻逐瘀热，桂枝通血行脉，助桃仁破血祛瘀，又防寒药遏邪凝瘀之弊，同为臣药。炙甘草益气补中，缓诸药峻烈之性，以防逐瘀伤正，为佐药。五药配伍，有通便泄热，破血下瘀之功。

不孕症

不孕症是指在没有采取任何避孕措施的情况下，一年内未能达到妊娠的状态。在中医理论中，不孕症与肾阴肾阳的失衡有密切关系。

表现：女性可能表现为月经不调、经量少或闭经、带下异常、小腹冷感、腰膝酸软、头晕耳鸣等症状；男性可能表现为阳痿、早泄、精液异常等。

原因：可能由肾虚、气血不足、肝气郁结、痰湿阻滞等原因导致。

治疗原则：中医治疗不孕症的原则是辨证施治，根据具体情况采用不同的方法，如温阳补肾、滋阴降火、疏肝解郁、健脾益气等。

食补：黑芝麻、黑豆、黑米、黑木耳、海带、紫菜、乌骨鸡等。

药补：熟地黄、枸杞子、女贞子、菟丝子、覆盆子、肉苁蓉、山药、巴戟天、何首乌等。

常用中成药：六味地黄丸、杞菊地黄丸、左归丸、大补阴丸、金匮肾气丸等。

实用药膳方：

党参送子汤

【原料组成】当归、党参、川芎、乳香、没药、延胡索、生蒲黄（另包）、五灵脂各16克，肉桂、干姜、炙甘草各14克，白芍28克。

【用量用法】水煎服，每日1剂，每日2次。

【主治功效】散寒温经，祛瘀止痛。适用于不孕症。

【方义简释】方中的肉桂、干姜散寒温经；当归、川芎、乳香、没药、延胡索、生蒲黄、五灵脂止痛祛瘀；党参补气活血；白芍、炙甘草止痛缓急。全方共奏散寒温经，止痛祛瘀之效。

胎漏（先兆流产）

胎漏，亦称“胞漏”或“漏胎”，是指妊娠期阴道少量流血，时出时止，或淋漓不断，而无腰酸、腹痛、小腹坠胀者。这在西医中被称为先兆流产，除了阴道流血外，还可能伴有阵发性下腹痛或腰背痛的症状。

表现：妊娠期阴道少量流血，淋漓不止，无腹痛、小腹下坠、腰酸等症状。

原因：可能由肾虚、气血不足、血热等因素导致。

治疗原则：中医治疗胎漏的原则是滋阴补肾，固冲安胎。

食补：黑芝麻、黑豆、黑米、黑木耳、海带、紫菜、乌骨鸡等。

药补：熟地黄、枸杞子、龟甲胶、女贞子、天冬、北沙参、南沙参、百合、麦冬、墨旱莲、黄精、生地和赤芍等。

常用中成药：固肾安胎丸、六味地黄丸、杞菊地黄丸、左归丸、大补阴丸等。

实用药膳方：

健脾补肾化湿方

【原料组成】白术、海螵蛸、菟丝子、山药各7克，党参、薏苡仁、杜仲、续断各11克，茯苓14克，乌鸡白凤丸2粒。

【用量用法】水煎服，每剂煎2次，过滤去药渣，得药液约400毫升，每日1剂，分早晚2次服，7天为1个疗程。

【主治功效】补肾健脾化湿。

【方义简释】方中的党参、白术、茯苓、山药补助脾元，益气活血，升化水湿；薏苡仁健脾而不滋腻，清补利湿，与茯苓、白术配伍尤佳；海螵蛸固涩收敛；菟丝子固泄补肾，益脾止带；续断、杜仲补肾壮腰，统摄精窍而固托带脉；乌鸡白凤丸补气养血，调经止带。

滑胎（习惯性流产）

滑胎，亦称习惯性流产，是指连续三次或以上自然流产的现象。在中医理论中，滑胎与肾气亏损、气血两虚有密切关系。

表现：妊娠期间出现阴道流血，伴随或不伴随腹痛，胎儿无法正常发育至分娩。

原因：可能由肾气亏损、气血两虚、阴虚内热、外伤等原因导致。在西医中，可能的原因包括染色体异常、内分泌异常、子宫畸形、免疫功能异常等。

治疗原则：中医治疗滑胎的原则是“虚则补之”，孕前以补肾健脾、益气养血为主，孕后则着重于保胎治疗。

食补：黑芝麻、黑豆、黑米、黑木耳、海带、紫菜、乌骨鸡等。

药补：菟丝子、续断、巴戟天、杜仲、当归、熟地黄、鹿角霜、枸杞子、阿胶、党参、白术、砂仁等。

常用中成药：固肾安胎丸、补肾固冲丸、泰山磐石散等。

实用药膳方：

扶正止露汤

【原料组成】生黄芪、党参、蒲黄炭各11克，当归、熟地黄、赤白芍（各）、丹皮炭、益母草、炒杜仲、续断各14克，败酱草18克。

【用量用法】水煎服，每日1剂，分3次温服。

【主治功效】调摄扶正。

【方义简释】方中的生黄芪、党参、蒲黄炭补益气血，益肾固涩；当归、熟地黄、赤芍、白芍、丹皮炭、益母草、炒杜仲、续断活血化瘀，滋阴固肾；败酱草固涩止泻，收敛止血。

产后缺乳

产后缺乳是指产妇在哺乳期内乳汁分泌不足或全无，无法满足婴儿需求的情况。中医将产后缺乳的原因主要归结为气血虚弱、肝气郁滞等。

表现：产后乳汁分泌不足或全无，乳房柔软无胀感，或乳房胀硬而痛，乳汁浓稠。

原因：可能由气血虚弱、肝气郁滞、情绪波动、营养不良、过度劳累等因素导致。

治疗原则：中医治疗产后缺乳的原则是辨证施治，虚者宜补而行之，实者宜疏而通之。

食补：猪蹄、鲫鱼、花生、核桃、黄豆、香菇、木耳等。

药补：王不留行、通草、川芎、当归、黄芪、党参、白术、茯苓等。

常用中成药：通乳颗粒、催乳颗粒、补血生乳颗粒、下乳涌泉散等。

实用药膳方：

养血安神汤

【原料组成】钩藤16克，莲子心6克，山药、山萸肉、茯苓、紫贝齿（先煎）、丹皮、熟地黄各14克，浮小麦28克（包煎）。

【用量用法】水煎服，每日1剂，每日2次，分早、晚服用。30天为1个疗程。

【主治功效】滋阴催乳。

【方义简释】方中的熟地黄、山药、山萸肉、茯苓补肾滋阴、强体补乳；钩藤、丹皮、莲子心、紫贝齿、浮小麦清降心肝气火，心肝气火降则神魂自宁。全方滋阴补肾、心肾合治，对催乳有良好的作用。

产后腰痛

产后腰痛是指女性在分娩后出现的腰部疼痛症状，可能由于分娩过程中的劳损、产后气血不足、肾虚、寒湿侵袭、瘀血留滞等因素引起。中医认为产后腰痛与肾亏血虚、寒湿阻络、瘀血留滞有关。

表现：产后腰痛可能表现为腰部的一侧或两侧疼痛，可能伴有腰酸、乏力，疼痛可能放射到下肢。

原因：可能由肾亏血虚、寒湿阻络、瘀血留滞导致。

治疗原则：中医治疗产后腰痛的原则是辨证施治，根据具体情况采用不同的方法，如补肾养血、温阳散寒、活血化瘀等。

食补：黑芝麻、黑豆、黑米、黑木耳、海带、紫菜、乌骨鸡等。

药补：杜仲、续断、桑寄生、阿胶、当归、黄芪、桂枝、芍药、熟地黄等。

常用中成药：腰痛宁胶囊、六味地黄丸、金匮肾气丸等。

实用药膳方：

健脾补肾化湿方

【原料组成】白术、海螵蛸、菟丝子、山药各7克，党参、薏苡仁、杜仲、续断各11克，茯苓14克，乌鸡白凤丸2粒。

【用量用法】水煎服，每剂煎2次，过滤去药渣，得药液约400毫升，每日1剂，分早晚2次服，7天为1个疗程。

【主治功效】补肾健脾化湿。适用于宫颈炎。

【方义简释】方中的党参、白术、茯苓、山药补助脾元，益气活血，升化水湿；薏苡仁健脾而不滋腻，清补利湿，与茯苓、白术配伍尤佳；海螵蛸固涩收敛；菟丝子固泄补肾，益脾止带；续断、杜仲补肾壮腰，统摄精窍而固托带脉；乌鸡白凤丸补气养血，调经止带。

产后腹痛

产后腹痛是产妇在产褥期常见的一种小腹疼痛，又称“儿枕痛”。产后腹痛主要与气血运行不畅有关，可能由子宫收缩引起。中医治疗产后腹痛的原则是补虚化瘀，调畅气血。

表现：产后小腹疼痛，可能是阵发性的疼痛，或隐痛多日不缓解。

原因：产后腹痛的原因可能包括气血虚弱、血瘀阻滞、寒邪侵袭等。

治疗原则：中医治疗产后腹痛的原则是辨证施治，根据具体情况采用不同的方法，如补气养血、活血祛瘀、温经止痛等。

食补：生姜、红糖、艾叶、益母草、当归、羊肉等。

药补：当归、熟地黄、阿胶、人参、山药、续断、肉桂、麦冬、甘草等。

常用中成药：艾附暖宫丸、桂枝茯苓丸、云南白药胶囊等。

实用药膳方：

顺气调经丸

【原料组成】香附500克，白芍、当归、川芎、熟地黄各120克，陈皮、白术、泽兰各90克，甘草、黄柏各28克。

【用量用法】将药研细末，过筛。酒糊为丸，每服6克，日服2～3次。也可改作汤剂，水煎服，用量按原方比例酌情增减。

【主治功效】顺气调经，养血行瘀。适用于妇女气血阻滞，月经不调，经期腹痛等。

【方义简释】方中的当归、白芍、川芎、熟地黄活血养血，香附疏肝理气，共为君药。泽兰活血除瘀，为臣药。陈皮、白术、甘草健脾除湿，以滋化源；黄柏清热化湿，共为佐药。甘草兼为使药。诸药合用，有养血行瘀、顺气调经之功效。

产后虚汗

产后虚汗是指产妇在分娩后出现的异常出汗现象，可能由气虚或阴虚引起。

表现：产后出汗量过多，持续时间长，可能伴有恶风身冷、气短懒言、面色㿠白、倦怠乏力（气虚），或头晕耳鸣、口燥咽干、五心烦热（阴虚）。

原因：产后气血虚弱，腠理不密，卫外不固，或阴虚内热，浮阳不敛，迫汗外溢所致。

治疗原则：治疗产后虚汗的原则是补虚敛汗，针对气虚和阴虚的不同情况进行辨证施治。

食补：红枣、乌鸡、银耳、大枣、枸杞。

药补：黄芪、白术、防风、熟地黄、煅牡蛎、白茯苓、麦冬、甘草（气虚自汗），人参、麦冬、五味子、煅牡蛎、浮小麦、山萸肉、糯稻根（阴虚盗汗）。

常用中成药：玉屏风颗粒、人参养荣丸、生脉饮等。

实用药膳方：

调经暖宫丸

【原料组成】当归、藁本、白芍、人参、白薇、川芎、牡丹皮、桂心、白芷、白术、茯苓、延胡索、甘草、赤石脂、没药各28克，香附450克。

【用量用法】前13味酒浸泡5日，烘干，与余药研末，炼蜜为丸，每服5克，日服2次。亦可用饮片作汤剂，水煎服，用量按原方比例酌减。

【主治功效】理气止痛，养血祛瘀，调经暖宫。适用于子宫虚寒不孕，带浊白崩；月水不通；产后恶露不绝，气满烦闷，脐腹作痛；痢疾；消渴；卒中口噤；产后伤寒虚烦；半身不遂，下虚无力等。

【方义简释】方中的白芍、川芎、当归、牡丹皮、没药养血活血，化瘀；藁本、桂心、白芷散寒暖宫；香附、延胡索止痛行气；茯苓、甘草、人参、白术益气养血；赤石脂收敛止血固涩；白薇清虚热。全方合用，共奏养血祛瘀，调经止痛之效果。

产后浮肿

产后浮肿是指妇女在分娩后出现的面目或四肢水肿的现象，可能与怀孕期间内分泌变化、血红蛋白减少导致的贫血、低蛋白血症或肾功能有关。产后浮肿的治疗需要根据具体原因来定，一般包括食补、药补以及适当的药物治疗。

表现：产后面目或四肢浮肿，可能伴有胸闷、食欲不振等症状。

原因：可能由气虚血亏、气滞血瘀、脾虚、肾虚或湿热下注等因素导致。

治疗原则：中医治疗产后浮肿的原则是补虚利水，根据具体情况采用不同的方法，如健脾益肾、活血化瘀、清热利湿等。

食补：龙眼肉、冬瓜、南瓜、奶制品等。

药补：黄芪、白术、防风、茯苓、桂枝、益母草等。

常用中成药：济生肾气丸、五苓胶囊、益肾化湿颗粒等。

实用药膳方：

固冲止血汤

【原料组成】山药、太子参、仙鹤草、益母草各16克，炮姜6克，川芎14克，地榆、阿胶珠、贯众炭、荆芥炭、桃仁各11克。

【用量用法】水煎服，每日1剂，分3次温服。

【主治功效】活血止血，益气固冲。适用于产后恶露不尽。

【方义简释】方中的太子参、山药益气固冲止血；炮姜、桃仁、川芎化瘀散寒；益母草活血止血，增强宫缩；地榆、仙鹤草、阿胶珠、贯众炭、荆芥炭止血收敛。全方共奏益气固冲，活血止血之效。

产后焦虑

产后焦虑是女性在分娩后常见的一种心理疾患，表现为紧张、焦虑、恐惧等不良心理反应。产后焦虑不仅影响产妇的身心健康，还可能对婴儿的健康产生不良影响。因此，对于产后焦虑的治疗和调理非常重要。

表现：产后焦虑的主要症状包括紧张、焦虑、恐惧、失眠、食欲不振、注意力不集中等。

原因：产后焦虑可能由多种因素引起，如分娩过程中的疼痛和体力消耗、产后内分泌的变化、心理因素、社会因素以及家族遗传史等。

治疗原则：治疗产后焦虑的原则是综合治疗，包括心理治疗、药物治疗、食疗、适当的锻炼和休息等。

食补：黑芝麻、黑豆、黑米、黑木耳、海带、紫菜、乌骨鸡等。

药补：熟地黄、枸杞子、龟甲胶、女贞子、天冬、北沙参、南沙参、百合、麦冬、墨旱莲、黄精、生地和赤芍等。常用中成药：六味地黄丸、杞菊地黄丸、左归丸、大补阴丸等。

实用药膳方：

调节阴阳汤

【原料组成】枸杞子、山药各18克，熟地黄26克，制首乌16克，白蒺藜11克，山茱萸、茯苓、黄芪、当归、鹿角胶各14克。

【用量用法】水煎服，每日1剂，每日2次，分早晚服用，15天为1个疗程。

【主治功效】滋阴补肾。适用于围绝经期综合征。

【方义简释】方中的熟地黄、枸杞子、制首乌、当归、山茱萸、鹿角胶滋阴补肾、增精强体；白蒺藜潜阳平肝；茯苓、黄芪、山药健脾益气。诸药合用滋阴补肾、益气健脾、调节阴阳，从而达到缓解焦虑情绪的目的。

产后抑郁

产后抑郁是指妇女在分娩后出现的抑郁症状或典型的抑郁发作，表现为情绪低落、快感缺失、悲忧易哭等，可能伴有乏力纳差、失眠多梦等不适。治疗产后抑郁的原则是综合治疗，包括心理治疗、药物治疗、食疗、适当的锻炼和休息等。

表现：产后抑郁的主要症状包括情绪低落、兴趣或愉悦感丧失、睡眠障碍、食欲改变、注意力难以集中、感到过度疲劳或精力不足、自我评价低或过度自责等。

原因：产后抑郁可能由多种因素引起，包括分娩后生殖激素水平的快速下降、遗传因素、产科因素、躯体疾病、心理因素、社会因素等。

治疗原则：治疗产后抑郁的原则是综合治疗，包括心理治疗、药物治疗、食疗、适当的锻炼和休息等。

食补：黑芝麻、黑豆、黑米、黑木耳、海带、紫菜、乌骨鸡等。

药补：熟地黄、枸杞子、龟甲胶、女贞子、天冬、北沙参、南沙参、百合、麦冬、墨旱莲、黄精、生地和赤芍等。

常用中成药：逍遥丸、舒肝解郁胶囊、解郁丸等。

实用药膳方：

阴阳调理膳方

【原料组成】黄芪30克，当归15克，川芎12克，红枣10枚，枸杞子15克，桂圆肉10克，白芍12克，甘草6克。

【用量用法】将上述药材洗净后，加入适量清水，用文火煎煮约40分钟，取汁饮用。每日1剂，分早晚两次服用，连续服用7天为1个疗程。

【主治功效】益气养血，安神定志。适用于产后因气血两虚导致的抑郁情绪。

【方义简释】方中的黄芪、当归、川芎、红枣、枸杞子、桂圆肉共同作用，能有效地补充气血，增强体质；白芍具有养血柔肝、安神定志的功效；甘草则能调和诸药，增强整体疗效。这一系列的药材组合，可以有效地调节气血，缓解产后抑郁情绪。

产后体虚

产后体虚是产妇在分娩后常见的一种症状，主要是由于分娩过程中的体力消耗、创伤和出血，导致气血不足，表现为怕冷、怕风、出虚汗，腰膝酸软，小腹冷痛，心悸气短，四肢乏力，月经量少、色黑，白带多，经期浮肿，面色晦暗、长斑，卵巢功能减退、产后性冷淡等症状。

治疗原则：产后体虚的治疗应根据亡血伤津、瘀血内阻、多虚多瘀的特点，本着“勿拘于产后，亦勿忘于产后”的原则，结合病情进行辨证论治。产后多虚应以大补气血为主，但用药须注意防滞邪、助邪之弊；产后多瘀，当以活血行瘀之法，同时佐以养血，使祛邪而不伤正，化瘀而不伤血。

食补：黑芝麻、黑豆、黑米、黑木耳、海带、紫菜、乌骨鸡等。

药补：熟地黄、枸杞子、龟甲胶、女贞子、天冬、北沙参、南沙参、百合、麦冬、墨旱莲、黄精、生地和赤芍等。

常用中成药：六味地黄丸、杞菊地黄丸、左归丸、大补阴丸等。

实用药膳方：

散寒除湿汤

【原料组成】川芎、威灵仙各7克，当归14克，茯苓、独活、桑寄生、牛膝、葛根各16克，秦艽11克，白芍、防风、甘草各6克。

【用量用法】水煎服，每剂煎1次，每天2剂，早晚各1剂。6天为1个疗程。

【主治功效】散寒除湿，养血祛风。

【方义简释】方中的当归、白芍、川芎和血养血；茯苓、甘草益气补中；独活、桑寄生、秦艽、防风胜湿祛风；牛膝补肝肾，强筋骨，扶正祛邪；威灵仙除痹通利关节；葛根解肌。

阴脱（子宫脱垂）

阴脱，也称子宫脱垂，是指子宫从正常位置沿阴道下降，宫颈外口达坐骨棘水平以下，甚至子宫全部脱出于阴道口外的情况。中医称本病为“阴挺”，主要病机是冲任不固，带脉提摄无力。

表现：子宫下垂，小腹下坠，腰酸腿软，头晕耳鸣，小便频数，夜间尤甚，带下清稀。

原因：可能由气虚、肾虚导致。气虚型的常见症状包括子宫下移或脱出阴道口外，小腹下坠，神倦乏力，少气懒言，面色无华，胃纳不佳，小便频数，或带下量多；肾虚型的常见症状包括子宫下移或脱出阴道口外，日久不愈，腰酸腿软，头晕耳鸣，小便频数，夜间尤甚，小腹下坠，带下清稀。

治疗原则：治疗应根据“虚者补之，陷者举之，脱者固之”的原则，以益气升提，补肾固脱为主。

食补：黑芝麻、黑豆、黑米、黑木耳、海带、紫菜、乌骨鸡等。

药补：人参、黄芪、白术、甘草、当归、陈皮、升麻、柴胡、续断、金樱子、杜仲等。

常用中成药：补中益气丸、五子补肾丸、龙胆泻肝丸等。

实用药膳方：

独活寄生汤

【原料组成】桑寄生、秦艽、防风、细辛、当归、干地黄、杜仲、牛膝、人参、茯苓、甘草、桂心、芍药各18克，独活28克。

【用量用法】水煎服，每天1剂，分3次温服。

【主治功效】除湿祛风，养血补肾。

【方义简释】方中的桑寄生、秦艽、防风、细辛祛风散寒，活血化瘀；当归、干地黄、杜仲、牛膝、人参、茯苓、甘草、桂心、芍药滋补益气，活血化瘀，温经通络；独活活血祛风，疏通经络。

第十二章　儿虚论

小儿五软五迟

小儿五软五迟是中医儿科常见的病症，五软指小儿头项软、口软、手软、足软、肌肉软，五迟指立迟、行迟、语迟、发迟、齿迟。这些症状反映了小儿生长发育的障碍。

表现：小儿五软表现为头项软而无力抬起，口角无力，手臂无力，手足无力，肌肉松软。五迟则表现为站立、行走、说话、头发生长、牙齿生长迟缓。

原因：可能由先天禀赋不足，如父母肾精亏虚，或后天失于调养，如护理不当、营养不足等导致。

治疗原则：治疗五软五迟的原则是补益为主，根据病症的不同，分别采用补肾养肝、健脾养心的治疗方法。

食补：黑芝麻、黑豆、黑米、黑木耳、海带、紫菜、乌骨鸡等。

药补：熟地黄、枸杞子、龟甲胶、女贞子、天冬、北沙参、南沙参、百合、麦冬、墨旱莲、黄精、生地黄和赤芍等。

常用中成药：杞菊地黄丸、左归丸、大补阴丸等。

实用药膳方：

右归丸

【原料组成】熟地黄24克，山药、菟丝子、鹿角胶、杜仲各12克，山茱萸、枸杞子、当归各9克，附子、肉桂各6克。

【用量用法】将熟地黄蒸烂杵膏，余为细末，加炼蜜为丸，每次嚼服9克。

【主治功效】温补肾阳，填精益髓。

【方义简释】方中的附子、肉桂温壮元阳，鹿角胶温肾阳、益精血，共为君药。熟地黄、山茱萸、枸杞子、山药滋阴益肾，填精补髓，并养肝补脾，亦取“阴中求阳”之义，共为臣药。佐以菟丝子、杜仲补肝肾，强腰膝；当归养血补肝，与补肾之品相合，共补精血。诸药合用，温壮肾阳，滋补精血。

慢惊风

慢惊风是小儿惊风的一种类型，起病缓慢，主要表现为反复抽搐、昏迷或瘫痪，预后一般较差。多由大病久病后气血亏虚，阴阳两伤所致，或由急惊风转化而成，或由于先天不足，后天调护不当，精气俱虚所致。

表现：面色苍白或萎黄，精神萎靡，嗜睡，四肢发冷，舌淡，苔薄；或虚烦疲惫，面色潮红，身热消瘦，手足心热，舌红，苔少；或肢体颤振，强直不利；或身热起伏不定，口渴心烦，胸闷气粗，泛吐痰涎，苔黄腻。

原因：多因大病久病后，气血亏虚，阴阳两伤，或由急惊风转化而成，或由于先天不足，后天调护不当，精气俱虚所致。

治疗原则：以补虚治本为主，治疗过程中，可结合活血通络、化痰行瘀之法。

食补：黑芝麻、黑豆、黑米、黑木耳、海带、紫菜、乌骨鸡等。

药补：人参、黄芪、白术、甘草、白芍、陈皮、半夏、天麻、川乌、全蝎、天南星、丁香、朱砂等。

常用中成药：牛黄清心丸、镇惊丸等。

实用药膳方：

清热化瘀汤

【原料组成】黛蛤粉、石决明各28克，生穿山甲（代用品）、僵蚕、旋覆花、赭石、知母、黄柏各9克，桑寄生28克，威灵仙、地龙各13克，豨莶草、竹茹各11克，鸡血藤18克，土鳖虫、全蝎各3克。

【用量用法】水煎服，每日1剂，每日服3次。

【主治功效】平肝豁痰，通络活血。适用于中风中经络之实证。

【方义简释】方中的桑寄生、威灵仙、豨莶草皆为疏通经络之品；鸡血藤活血通络，加入穿山甲（代用品）、地龙、土鳖虫等通络活血之力更强；石决明镇肝息风；旋覆花、赭石平肝降逆；竹茹、黛蛤粉化痰清热；知母、黄柏滋水泻火；全蝎、僵蚕专息肝风而治口眼歪斜。此方活血之味较多，古人虽有“治风先治血、血行风自灭”之说，其实通络活血，使血栓疏散，血脉流通无阻。

通络止痛汤

【原料组成】丹参、赤芍、葛根、炒酸枣仁各28克，黄芪50克，乳香、当归、没药各13克，川芎、桑寄生、甘草各6克。

【用量用法】水煎服，每日1剂，每日2次，早晚分服。

【主治功效】活血益气，止痛通络。适用于冠心病、心绞痛。

【方义简释】方中的黄芪、甘草、川芎活血益气；丹参、赤芍化瘀活血；乳香、没药通络活血止痛；当归、葛根活血通络；桑寄生活血补肾；炒酸枣仁益气安神。诸药相合共奏活血益气、止痛通络之功，正与气虚血瘀之病机相符，故可取得良好疗效。

慢脾风

慢脾风是小儿惊风的一种类型，表现为脾胃虚寒，气血生化功能减弱，导致身体虚弱，阳气不足。症状包括面色苍白或虚黄，不欲饮食，吐泻交作，间发抽搐，舌短声哑，四肢厥冷，昏睡露睛，神气虚弱或昏迷。

表现：面色苍白或虚黄，精神萎靡或沉睡，口鼻气冷，额汗涔涔，四肢厥冷，手足震颤或蠕动。

原因：多因吐泄既久，脾虚气弱，肝失濡养所致。

治疗原则：治疗慢脾风的原则是补脾益胃，温中回阳。

食补：山药、芡实、菠菜等。

药补：人参、白术、茯苓、炙甘草、黄芪、炮附子、肉桂、山药等。常用中成药：附子理中丸、人参健脾丸、香砂六君丸、参苓白术散等。

实用药膳方：

助阳化气汤

【原料组成】干姜、制附子、生附子各5克，白术、炙甘草各6克，人参3克，茯苓、白芍、生姜各9克。

【用量用法】先用武火煎药至沸腾，再用文火煎煮30分钟。每日1剂，分3次温服，7剂为1个疗程，需连续用药3个疗程。

【主治功效】温阳补气，利水消肿。适用于冠心病。

【方义简释】方中的生附子、制附子温阳壮气，回阳救逆；干姜温脾暖胃，助附子温阳补气；人参大补元气；白术、茯苓益气健脾，使脾能运化水湿；生姜宣散水气；白芍入阴而制约辛热药伤阴；炙甘草益气和中，助阳化气，气以化水。

小儿虚胀

小儿虚胀是指小儿因脾胃虚弱导致消化不良，出现腹部胀满、食欲不振等症状。治疗小儿虚胀应着重于健脾益气、行气消胀。

表现：小儿腹部胀满，食少纳呆，或有腹痛，或伴有大便稀溏或便秘，舌淡，苔薄白。

原因：多因脾胃虚弱，运化功能减弱，导致食物不能及时消化吸收，停滞于胃肠，产生胀气。

治疗原则：健脾益气，行气消胀。

食补：山药、扁豆、红枣、山楂等。

药补：党参、白术、茯苓、陈皮、木香、砂仁等。

常用中成药：小儿健脾丸、启脾丸、保和丸等。

实用药膳方：

五苓散合五皮散

【原料组成】泽泻15克，桂枝6克，猪苓、白术、桑白皮、陈橘皮、茯苓皮、生姜皮、大腹皮各9克。

【用量用法】将以上药物共研粗末，每次9克，每日3次。

【主治功效】利水渗湿，温阳化气。

【方义简释】方中的泽泻直达膀胱，利水渗湿；茯苓皮、猪苓淡渗利湿，增强利水之力；白术健脾燥湿，培土制水；桂枝既解太阳表邪又内助膀胱气化；大腹皮下气行水，消除胀满；陈橘皮理气和胃，醒脾化湿；桑白皮肃降肺气，通调水道以利水消肿；生姜皮辛散水气，走表化湿以消肿。

参苓白术散

【原料组成】莲子肉、薏苡仁、砂仁、炒桔梗各50克，白扁豆75克，白茯苓、人参、炒甘草、白术、山药各100克。

【用量用法】水煎服，每日1剂。

【主治功效】益气健脾，渗湿止泻。

【方义简释】方中的人参、白术、白茯苓益气健脾渗湿；莲子肉、山药助人参益气，兼能止泻；白扁豆、薏苡仁助白术、白茯苓健脾渗湿；砂仁醒脾和胃；炒桔梗宣利肺气，又载药上行；甘草健脾和中并调和诸药。

小儿多汗

小儿多汗是指小儿在安静状态下，正常环境中，全身或局部出汗过多，甚至大汗淋漓的情况。它可能与多种因素有关，包括生理性因素和病理性因素。

表现：小儿在没有明显活动或在睡眠中出汗过多，甚至大汗淋漓。

原因：可能由生理性因素（如环境温度高、衣被过厚、活动多）或病理性因素（如感染、营养不良、内分泌失调等）导致。

治疗原则：中医治疗小儿多汗的原则是补虚为主，根据病症的不同，分别采用益气固表、调和营卫、益气养阴等治疗方法。

食补：山药、扁豆、红枣、山楂等。

药补：人参、白术、茯苓、甘草、陈皮、黄芪、防风等。

常用中成药：玉屏风颗粒、槐杞黄颗粒、虚汗停颗粒、生脉饮、麦味地黄口服液等。

实用药膳方：

异功散

【原料组成】人参、白术、茯苓各9克，炙甘草、陈皮各6克。

【用量用法】上为细末，每次6克，以水加生姜6克、大枣2枚同煎，食前同服。

【主治功效】益气健脾，行气化滞。

【方义简释】方中的人参益气健脾；白术、陈皮理气健脾燥湿；茯苓健脾渗湿；炙甘草益气，并调和诸药。

不换金正气散

【原料组成】半夏、厚朴、陈皮各9克，炙甘草4克，苍术、生姜、大枣（后二药加减）、藿香各15克。

【用量用法】共为粗末，每次6～9克，用生姜9克，大枣2枚煎汤送服，或作汤剂，水煎服，每日1剂。

【主治功效】解表化湿，和胃益气。

【方义简释】方中的苍术、藿香、半夏燥湿和胃；厚朴芳香化湿，行气消肿；陈皮理气和胃，芳香醒脾；炙甘草甘缓和中；大枣益气生津。

小儿脱肛

小儿脱肛是指儿童的直肠黏膜或直肠全层脱出肛门外的一种病症，常见于1至3岁的婴幼儿。中医称此为“肛脱”或“直肠脱垂”，认为其主要原因是气虚下陷，固摄无力，导致肛管直肠向外脱出。

表现：小儿脱肛的典型表现为排便时直肠黏膜或直肠全层脱出肛门外，便后可自行回纳或需手动复位。严重时，咳嗽、哭闹或站立等情况下也可能出现脱肛。

原因：小儿脱肛多由气虚下陷、固摄无力引起，可能与先天因素（如盆腔组织结构发育未完善）、后天因素（如长期腹泻、便秘、咳嗽等导致腹压增加）有关。

治疗原则：中医治疗小儿脱肛的原则是益气固脱，根据病症的不同，分别采用健脾益气、升提固涩等治疗方法。

食补：山药、扁豆、红枣、山楂等。

药补：人参、白术、茯苓、甘草、黄芪等。

常用中成药：补中益气丸、人参健脾丸等。

实用药膳方：

五磨饮子

【原料组成】槟榔、乌药各10克，枳壳、木香、沉香各6克。

【用量用法】以上5味，用少量白酒浓磨，再兑适量开水调服。

【主治功效】宽肠下气，理气止痛。

【方义简释】方中的槟榔行气破滞，化湿消积；乌药疏肝行气解郁；木香、沉香和中止痛，降逆下气平喘；枳壳行气宽中除胀。

正气天香散

【原料组成】乌药6克，香附12克，干姜、紫苏、陈皮各3克。

【用量用法】水煎服，每日1剂。

【主治功效】行气温中，调经止痛。

【方义简释】乌药疏肝解郁，行气止痛；香附疏肝理气，调经止痛；陈皮、紫苏理气健脾，行气宽中；干姜温中散寒。